# 控制血压的有效技巧

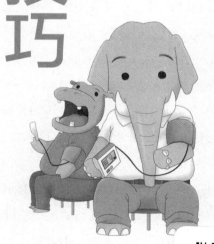

东京女子医科大学东医疗中心内科医
早稻田大学客座教授

[日] 渡边尚彦 著

黄怡筠 ◎ 译

长江出版传媒
湖北科学技术出版社

U0271102

　　我"自称"是量血压的世界纪录保持人。我在身上装了一台自动血压计，每天 24 小时，一年 365 天不停地测量血压，这样的测量至今已经迈入第 23 年了。

　　从我亲身的经历，以及过去的见闻，我确定血压是不断变动的数值。日常生活中的行为或是情绪的起伏，甚至是芝麻般的小事，都会影响到血压的变动。累积了这些经验后，我们已知在日常生活中遇到什么样的状况会让血压上升，而如何做才能让血压下降。

　　换句话说，只要在每天的生活中多注意饮食和生活习惯，就能真正控制血压。我有一位收缩压曾经超过 200mmHg 的患者，在过去一年半里，他配合我的规划，减少摄取盐分，结果现在血压已经降到可以停用降血压剂的程度。由此可见，降血压的法子不光只有服用降血压剂或是药物，而服用降血压剂也未必是一辈子的事。

　　本书将介绍我所知关于血压的经验和血压知识，同时，还有一些临床上我和病患共同努力之后，降低了血压的实际方法。

　　书中的内容包括具体的血压基础知识，以及一些有助于控制血压、保养血管与血流的食物和饮食方式，还有日常生活的态度等秘诀。不过有一点，我介绍的确实都是有效的方法，但未必对任何人都能产生百分之百的效用，因此也要避免过度相信或盲从。希望读者可以从中找到一种适合自己的方法，持之以恒，在实践上不过度勉强。

除此之外，若要通过减少盐分摄取的方式降血压，也请读者注意一件事。千万记住，不能因为某种食物对血压控制有利，就单吃那种食物，这样反而会因为偏食而对健康造成伤害，到头来对血压只会产生负面影响。规律且均衡的饮食，是保持健康最根本的原则之一。

如果开始感受到这些方法确实带来降血压的效果，就在此时擅自停药或停止接受治疗，那更是非常错误的行为。本书建议的方法只不过是一种辅助治疗的手段，必须听取主治医师的建议后再实践，请读者切莫忘记。

希望读者能从本书针对"血压"介绍的内容，重新检视自己的身体健康。


渡边尚彦

# 第1章 高血压的基础知识　9

# 第2章　预防高血压①　饮食　59

# 第3章 预防高血压② 运动 145

## 第 4 章　预防高血压③　　其他生活习惯　　163

# 第 1 章

# 高血压的基础知识

# 什么是血压?

血管每分每秒都负荷着血液的压力

## 血压——血液的压力

血液会将氧气与养分运送到构成身体的每一个细胞。在运送血液的工作中，心脏扮演着泵的角色，血管则是运送血液的管线。

血管包括动脉、静脉以及延伸到四肢末梢的微细末梢血管，总长度高达 10 万 km。为了将血液送到规模庞大且距离遥远的末梢血管，心脏每分钟必须跳动约 70 下，每天跳动约 10 万次，以运送血液。

心脏每跳动一下，就会对血管这个运输管路的内壁施加一次压力，这就是所谓的"血压"。

## 高的血压与低的血压

担任泵角色的心脏必须不断反复地收缩和扩张，以便把血液送到身体内的每个角落。

心脏在紧缩起来、把血液送出时，对血管造成的压力最大。这时候的血压称作"收缩压"（最大血压，高的血压）。

相反地，心脏扩张时，对血管造成的压力负荷则最小。这时候的血压称作"舒张压"（最小血压，低的血压）。

● 心脏反复地收缩与扩张

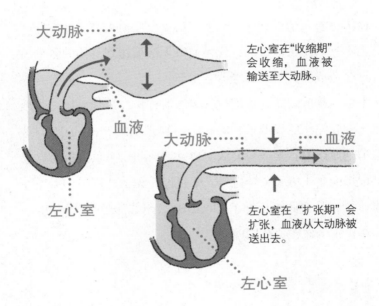

大动脉

血液

左心室

左心室在"收缩期"会收缩，血液被输送至大动脉。

大动脉 血液

左心室在"扩张期"会扩张，血液从大动脉被送出去。

左心室

# 什么是高血压?

## 恰到好处的"最佳血压"

血压也有所谓恰到好处的血压值。血压值太高固然不好,太低也不妙。血压值过低,代表血液无法被送到身体的各个角落,这会造成脑部与肾脏等器官生病。

不会太高或太低,最理想的血压值称作"最佳血压"。最佳血压的收缩压应该低于120mmHg,舒张压低于80mmHg。这个范围的血压值,是一般公认对血管造成的压力负荷最小、也就是理想的血压值和最佳血压。不过即使无法达到最佳血压和理想血压,只要收缩压低于130mmHg,舒张压低于85mmHg,也算在正常的血压值范围内。

## 从哪里开始算是"高血压"?

相对于最佳血压值或正常血压值,若收缩压超过140mmHg,舒张压超过90mmHg,就会被医生诊断为"高血压"。根据美国最新版《高血压防治手册》，高血压的新标准是 120/80mmHg。高血压还依照血压值分为1级（轻度）、2级（中度）、3级（重度）。除此之外，血压值即使未恶化到高血压的程度，但是还是偏高，介于正常血压与高血压之间，这样的数值被称作"正常偏高血压"。"正常偏高血压"即使眼前还不算是高血压，但若放任不管，很快就会恶化成高血压，进入高血压的前一 阶段。

### ● 成人的血压值分类

| 分类 | 收缩压（mmHg） | | 舒张压（mmHg） |
|------|------|------|------|
| 最佳血压 | 小于 120 | 且 | 小于 80 |
| 正常血压 | 小于 130 | 且 | 小于 85 |
| 正常偏高血压 | 130 ~ 139 | 或 | 85 ~ 89 |
| 1 级高血压（轻度） | 140 ~ 159 | 或 | 90 ~ 99 |
| 2 级高血压（中度） | 160 ~ 179 | 或 | 100 ~ 109 |
| 3 级高血压（重度） | 大于 180 | 或 | 小于 110 |
| 单纯收缩期高血压 | 大于 140 | 且 | 小于 90 |

数据源：日本高血压学会"2009 年高血压治疗指导方针"。
※1级、2级、3级，就是过去所说的轻度、中度、重度。

# 血压会不停变动

## 血压白天会升高，夜晚会降低

"我觉得自己的血压怪怪的，还是快量一下吧！"这种担心的态度很好，不过要注意一点，无论在医院或家里，只量一次血压是无法掌握血压的真实状况的。

一整天当中，血压会不断上升下降。这种变动无关血压是否正常，凡是健康的人，血压总是会不断地上下变动，称作"血压一天的变动"。这种变动主要是因为自律神经的控制而造成，白天在交感神经控制之下，身体处于活动的状态，血压会升高。相反地，到了夜晚为了让身体放松，副交感神经的控制力量占上风，血压会降低。这两种相反的作用像跷跷板一样，不断相互保持平衡。

## "高血压"是指血压居高不下的状态

除了白天、夜晚的因素外，精神状态（压力、紧张、兴奋、生气等情绪）、日常生活的动作（起床、排泄、饮食、洗澡等）、气温的变化等，都会影响血压，造成变动。所以，只靠一次测量到的血压值，并无法判断自己是否罹患了高血压。

身体健康的人即使血压暂时升高，在经过一段时间后也会自然下降，恢复到正常范围，无须担心。但是，除了这种暂时性的血压上升，如果测量几次，血压值都比正常值高，此时就可判断是高血压。

## ● 血压一天的变动

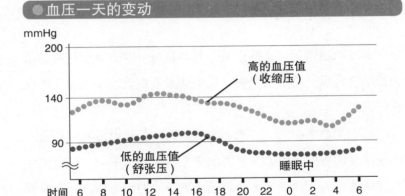

一般在白天（活动中）当中，高的血压和低的血压都会相对较高，夜间（睡眠中）则比较低。除此之外，血压值也会受到精神状态、洗澡、用餐等活动的影响。因此，即使是正常人，血压值也可能暂时超出高血压的诊断标准。

# 决定血压的 5 项因素

前一篇提过"血压会不停变动"。影响血压变动的因素中，与心脏、血管、血压状态有关的血压变动因素可分为 5 大类，分别是"心搏出量""末梢血管阻力""循环血液量""血液黏度""大动脉弹性"，以下依序——介绍。

●**心搏出量**　　"心搏出量"指的是每分钟心脏收缩时送出血液的合计量。心脏力量强，送出的血液量就增加，血压值也比较高。

●**末梢血管阻力**　　"末梢血管阻力"是指血液在末梢血管不易流动的程度（阻力）。当血管变得又细又窄时，或血液无法顺畅流动时，血液就无法被运送到身体的每个角落。这时候心脏必须耗费更多力量以送出血液，同时也造成血压跟着上升。寒冷与压力都会导致血管收缩。

●**循环血液量**　　血压值也会受循环于体内的血液量影响，随之改变。循环的血液量多时，对血管造成的压力也比较大，血压值会上升。相反地，当身体受伤导致大量失血时，循环血液量会减少，血压也会降低。

●**血液黏度**　血液变得黏稠时，就不易在狭窄的血管之间流动。因此，心脏必须花费更大的压力推动血液流动，血压值也会随之上升。血液是黏稠或是清澈，要看血液的红细胞等固体成分和血浆等液体成分间的比例是否平衡。当固体成分的比例增加，血液黏度就会升高，变得黏稠。

●**大动脉弹性**　大动脉变硬失去伸缩性（弹性），血液就不容易流过，这也会导致血压值上升。

在这 5 项因素当中，对血压值变动影响力较大的因素是"心搏出量"与"末梢血管阻力"两项。相对地，只要"心搏出量"与"末梢血管阻力"的功能正常，自然就能让血压值保持在正常范围内。

不过，一旦这两种因素失去平衡，血压一直处于过高状态时，就会变成"高血压"。心脏送出的血液量（心搏出量）以及血液在血管内是否容易流动（末梢血管阻力），这些状况是决定血压高低的关键。

# 让血压上升下降的原因

## "心搏出量"与"末梢血管阻力"

### 心搏出量与末梢血管阻力增大，血压值就会随之上升

心搏出量代表每分钟心脏送出多少血液量，这个量会随着心脏收缩的增强，或是心跳加快而增加。心搏出量增加会造成输出的血液量增加，最后导致血压上升。

除此以外，流动于血管中的血液若变得难以流动（末梢血管阻力），也会导致血压值上升。例如身体出现动脉硬化时，血管内侧变狭窄，血流的阻力变大，如此也会导致血压升高。

心搏出量与末梢血管阻力的影响因素有很多，目前已知会造成刺激的因素之一，就是饮食中摄取过多的盐分。

### 摄取过多盐分，将导致心搏出量与末梢血管阻力增大

日常饮食中摄取的盐分，其主要成分是钠。摄取过量的盐将导致血液中的钠含量过高，破坏细胞中的矿物质平衡。此时，肾脏会传递信息给大脑，要求多摄取一些水分，以调整矿物质

的平衡。这也是为什么当我们吃太多过咸的食物时，会感觉口渴、想要喝水。

当喝进体内的水分增加，血液量就会随之增多。此时，心脏送出去的血液量（心搏出量）也会增加，造成血压上升。

除此之外，钠会促进末梢血管阻力增大，导致血流不易通过。钠这种物质很容易渗透进入血管壁，当钠进入血管壁后，会让血管肿胀、收缩，造成血液不易通过，而且会造成血管内侧变窄，进而导致血压上升。

换句话说，摄取过多的盐分，对心搏出量和末梢血管阻力都会带来负面影响，刺激血压上升。

# 有些物质会造成血压变化

　　血压的上升和日常饮食中摄取的"钠"之间的关系密不可分。但是也有一些成分对血管的作用与钠相反，可以降低血压值。其中最具代表性的就是钾。我们来仔细看看钠和钾分别有哪些作用。

　　●钠　在人体内，细胞外侧的体液（细胞外液）中含有大量的钠。细胞外液中的钠会与细胞内的钾相互协调，调节细胞内的水分含量，让神经、肌肉顺利运作。但是过度摄取钠时，钠会进入血管壁内，造成血管浮肿或收缩，致使末梢血管阻力升高。而且，钠会刺激身体的需求，让身体摄取更多的水分，这也会造成心搏出量增大。除此以外，也有研究显示，钠会刺激交感神经，促使身体分泌具有升压效果的激素。

　　●钾　人体细胞中含有丰富的钾，与存在于细胞外液中大量的钠相互协调，保持细胞的矿物质平衡。钾同时也具有促使多余的钠排泄到尿液中的作用。钾还能刺激身体分泌"肾素（Renin）"，肾素具有扩张血管、抑制肾脏分泌升压物质的作用。

## 与血压变动相关的其他物质

除了饮食中摄取的钠与钾外，还有其他物质也与血压变化息息相关。会刺激血压上升的物质称作"升压物质"，具有降低血压作用的物质称作"降压物质"。

这里所介绍的升压物质、降压物质主要都在人体内合成，也与血压的变动息息相关。

钠以外具有刺激血压上升作用的物质（升压物质）有：

●儿茶酚胺（Catecholamine） 副肾皮质分泌的激素"肾上腺素""去甲肾上腺素"（Noradrenaline）"多巴胺"（Dopamine），统称为儿茶酚胺。人体在承受压力时，会刺激交感神经分泌儿茶酚胺到血液中，导致血管收缩。所以这也是为什么压力会导致血压上升的缘故。

●血管紧张素（Angiotensin）II（肾素） "肾素"是肾脏分泌的一种蛋白质分解酵素。它能在血液中分解一种名为"血管紧张素原"的成分，制造"血管紧张素II"。这种"血管紧张素II"不仅具有收缩血管的作用，也会促使体内的钠滞留，让身体内的含钠量增加。

钾以外具有降低血压的物质有：

●激肽（Kinin） 肾脏分泌的"激肽释放酶"（Kallikrein）能产生一种具有扩张血管效果的物质"激肽"。而且当激肽释放酶在制造激肽时，会将多余的钠排泄出体外。激肽与同样具有降压作用的"前列腺素"的生成也有关系。

●前列腺素 "前列腺素"是一种属于脂肪酸的激素状物质，是肾脏分泌的"前列腺素 E2"以及存在于血管中的"环前列腺素"的总称。这两种物质都具有扩张血管的作用，而且具有利尿效果，能使肾脏的细动脉扩张，降低血压。

●心房利钠肽家族 "心房利钠肽家族"是一种由心脏心房分泌到血液里的激素。它具有扩张血管的作用，能促使多余的钠排到尿液里，促进排泄。

这类在体内生成、分泌的各种物质，彼此之间还会错综复杂地相互作用，调节人体的血压。

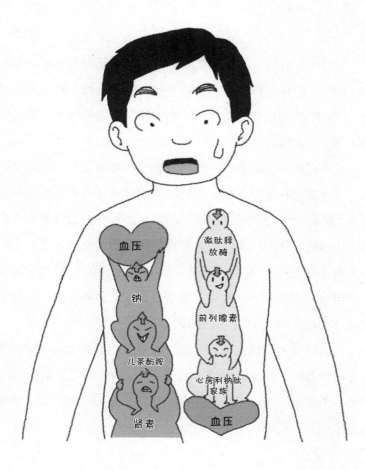

# 动脉硬化
## 恶性循环的机制

当身体持续处于高血压状态下时，这时候因为血液会不断挤压血管，经过一段时间后，血管壁（血管内膜）就会出现裂痕。坏胆固醇的代表物质"LDL胆固醇"会趁机渗入血管壁的裂缝中，沉淀附着其上。

另一方面，血液中的一种白细胞"巨噬细胞"会试图"吃掉"、处理这些坏胆固醇。但是坏胆固醇的量太多时，巨噬细胞也无法完全处理，经过一段时间后，血管内侧就会堆积许多被巨噬细胞包住的坏胆固醇，称作泡沫细胞。由于血小板会附着在泡沫细胞的尸体上，于是导致血管内侧的空间越来越狭窄；血管通路变窄，血管本身也会逐渐失去弹性、变得僵硬。这就是出现在动脉中的"动脉硬化"。

当动脉硬化，血流循环会随之变差，心脏必须提供更强的压力送出血液，使血压升高；血压一高，动脉硬化就随之加速恶化，于是血压再进一步升高……动脉开始硬化时，就发展出一连串的恶性循环。

## ●动脉硬化与高血压的恶性循环

血管壁出现裂痕,泡沫细胞、
血小板沉淀附着其上,导致
血流状况变差。

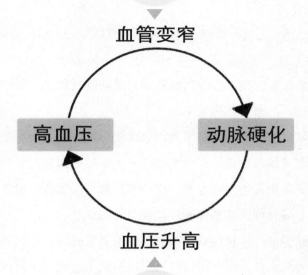

**血管变窄**

**高血压** **动脉硬化**

**血压升高**

血液的循环变差,所以
心脏必须更用力,才能
送出血液。

当高血压引发动脉硬化时,高
血压与动脉硬化就会陷入恶性
循环。

# 高血压恶化成动脉硬化后的发展如何？

## 因动脉硬化引发的疾病①······大脑、心血管疾病

高血压在大脑、心脏的血管中引发动脉硬化后，很快就会导致大脑、心血管疾病发生。

例如"脑梗死"就是因为动脉硬化引发血栓（血块），堵塞了颈部或脑内的血管而引发的疾病。脑梗死因为发生的部位不同，表现出来的症状也不一样，但是都是因为血栓堵塞血液的流动，导致周围的脑细胞坏死而引发的症状。

"脑溢血"这种疾病是因为脑中的血管破裂，外流的血液硬化，形成血肿，血肿压迫到周围的组织所造成的。血肿的压迫会引发各种问题。在脑溢血当中最常见的蜘蛛膜下出血，就是因为脑部动脉破裂，血液流到脑部表面而造成的，这种疾病的死亡率最高。常说的"脑卒中"，就是合并脑梗死与脑溢血的病症。

当连接心脏的冠状动脉出现动脉硬化现象，暂时阻断流到心脏的血液时，胸口会发生收缩绞痛的"狭心症"。这是因为

送入心肌（心脏的肌肉）的氧气不足造成的。若血流严重被阻断，会导致心肌细胞坏死，就是所谓的"心肌梗死"。狭心症可说是心肌梗死的前奏曲，从狭心症恶化为心肌梗死的概率高达50%。

而且血液流动的阻力升高，心脏就必须用更大的压力才能送出血液，这样有可能导致心肌细胞扩大，造成"心脏肥大"。当心脏肥大的症状恶化，心脏的功能会随着衰退，引发"心脏衰竭"。

除此以外，血压过高有时会导致心脏附近或腹部的大动脉部分肿胀，引发"大动脉瘤"。大动脉瘤若破裂，会引发大量出血，可能危及性命。

## 因动脉硬化引发的疾病②⋯⋯肾脏、腿部、眼睛等的疾病

动脉硬化不只会引发大脑、心血管的疾病。

肾脏的细动脉若出现动脉硬化，就可能招来"肾脏硬化症"，让肾脏面临变得又小又硬的危险。肾脏硬化很容易恶化为肾脏功能衰弱的"肾脏衰竭"，肾衰竭发生时，就必须洗肾，或者在合并糖尿病等并发症发生时，可能带来危及生命的问题。

腿部动脉若发生动脉硬化，会出现血流停滞的"末梢循环不全症"（闭塞性动脉硬化症），导致腿部沉重、疼痛。严重

时甚至无法行走，腿部出现坏疽。

眼睛若发生动脉硬化情形，会导致视网膜动脉出血，造成视力问题。

从高血压到动脉硬化，这条恶化的进程，可说是一条引发各种重症发生的"死亡之路"。

## ● 高血压引发的并发症

| 部位 | 病症名称 | 症状 |
| --- | --- | --- |
| **大脑** | 脑卒中<br>（脑溢血、脑梗死）<br>等 | 当动脉硬化越来越严重，脑部血管如出现血栓，导致脑部血管的血流中断，就会造成周边的脑细胞坏死，出现"脑梗死"症状。动脉硬化还会导致部分的脑血管肿胀、破裂，出现"脑溢血"症状。这两种症状都是死亡率很高的疾病，而且即使逃过一劫，也会留下身体麻痹或语言障碍等后遗症 |
| **心脏** | 狭心症<br>心肌梗死<br>心脏衰竭<br>等 | 冠状动脉出现动脉硬化，会导致流入心脏的血液暂时中断，引发"狭心症"。尽管单纯的狭心症很少造成生命危险，但是恶化成"心肌梗死"的概率很高。此外，高血压也很容易恶化成心脏左心室肥大的"心脏肥大"，或是心脏功能衰退的"心脏衰竭" |
| **大动脉** | 大动脉瘤 | 大动脉若发生动脉硬化，因为血压的关系会引发血管部分膨胀的"大动脉瘤"。大动脉瘤倘若破裂，会造成大量出血。若恶化到"大动脉瘤破裂"的状态，致死率就非常高了 |

| 部位 | 病症名称 | 症状 |
|---|---|---|
| **肾脏** | 肾脏硬化症<br>肾脏衰竭<br><div align="right">等</div> | 肾脏的细动脉如出现动脉硬化，会引发肾脏功能衰退的"肾脏硬化症"，肾脏变得又硬又小。肾脏硬化症若继续恶化，会导致肾脏功能持续衰退，演变成尿液中出现蛋白质的"肾脏衰竭"。再进一步恶化后，可能引发导致生命危险的"尿毒症" |
| **腿部** | 腿部坏疽<br><div align="right">等</div> | 腿部等的末梢动脉如发生动脉硬化，将导致脚尖等末端发生血液滞留，造成脚步疼痛，双腿无法走远路。若继续恶化，会导致脚尖的血液完全停止，甚至出现坏疽 |
| **眼睛** | 眼底出血<br><div align="right">等</div> | 视网膜如出现动脉硬化，网膜上会发生出血、白斑的症状。若继续恶化，会导致视力障碍，最终造成眼底出血，甚至有失明的危险 |

# 高血压是沉默的杀手

## 高血压没有特定的征兆

高血压若放任不管，可能导致危及生命的疾病发生。这么危险的高血压，是否有什么预兆或自觉症状呢？

没有！

事实上，高血压本身几乎没有任何明确的自觉症状。欠缺自觉症状这一点，再加上其他原因不明的状况，让高血压显得格外可怕。

有些高血压病患会出现头痛、肩膀僵硬、血液往上冲、呼吸困难、悸动、盗汗等症状，但这些症状并非高血压特有的状况。这些症状固然是高血压常引起的不适症状，但是即使是身体健康的人，也经常出现头痛、肩膀僵硬等情形。所以我们无法光凭着这些症状，就判定是否罹患了高血压。

## 察觉罹患高血压时，其实已经出现并发症？!

罹患高血压，出现这些不适症状时，其实体内早已因为高血压而引发其他并发症。有高血压问题的人，若出现呼吸困难、心悸、胸痛等症状时，可由此推测心脏的血管已经发生异常。若是剧烈头痛或想吐，则是大脑的血管有异常；四肢水肿或尿频，则表示肾脏可能出现问题。体内出现这些不适症状，就是重大疾病的征兆。

有时候即使体内早已出现严重的并发症，但本人却未必会察觉到任何不适，感受不到自觉症状。这类情形可能让人在平常没有任何自觉的情况下，突然发生心肌梗死或脑卒中。

尽管高血压攸关生命，但是却没有任何自觉症状，而且等发现时早已出现并发症……这也是为什么高血压被称作"沉默的杀手"的原因。

## 心脏的冠状动脉开始阻塞

心脏与冠状动脉开始阻塞时，
身体各处会出现疼痛的部位与症状

▼

▼

▼

胸、颈部、左肩、手臂、胃、下巴、
左边臼齿、背部等处疼痛，
呼吸困难，心悸，想吐，喉头有异物感，
严重晕眩，手脚麻痹，腿部肿胀，盗汗

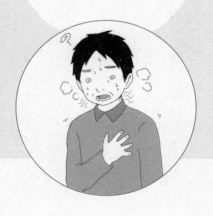

# 脑血管开始阻塞

脑血管开始阻塞时，
身体各处会出现疼痛的部位与症状

▼

▼

▼

头痛、后头部剧烈疼痛、肩膀和颈部疼痛、
晕眩、一边眼睛看不清楚、耳鸣、
单边的手脚麻痹、嘴唇麻痹或脸部肌肉麻痹、
说话大舌头、无法稳稳抓住东西、想讲话讲不出来、
脑袋一片空白、打鼾严重

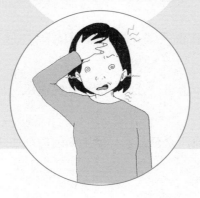

# 高血压大部分的成因都是谜

## 高血压的发病原因不详

高血压会引发许多危及生命的严重疾病，但是为什么人体会出现高血压症状？

前文介绍过血压的变动与心搏出量、末梢血管阻力的关系密切。而且心搏出量与末梢血管阻力的增减，也与钠、钾等各种物质的存在有关。

不过，这里所说的都是血压升高或降低时的变动机制，而非原因。到底为什么这样的机制会失去平衡，导致高血压发生呢？基本上，大部分的根本原因依然成谜。

## 已知原因的高血压与原因不明的高血压

高血压基本上可以分为"原发性高血压"与"次发性高血压"两种。

次发性高血压是已知发病原因为何的高血压，造成次发性高血压的原因包括疾病或药物的副作用而引发的高血压症状。例如最常见的次发性高血压"肾性高血压"，就是因为肾脏疾病引起的。所以包括肾炎、肾盂肾炎、痛风肾、肾结石、妊娠肾等肾脏疾病，都是引发次发性高血压的诱因。除此以外，甲状腺功能异常也会造成控制升压、降压的激素失调，引发内分泌性高血压。另外血管疾病、脑肿疡等脑部疾病或是受伤，也会引发高血压，治疗肝病的药物也会产生引发高血压的副作用。这类都属于已知原因的高血压，只要把引发高血压的病因治愈，或者是停用药物后，这类高血压的症状就能获得改善。

相对地，原发性高血压就是在现代医学进步下，依然原因不明的高血压。而且在被诊断出罹患高血压的病患中，原发性高血压与次发性高血压病患的人数比率为9∶1。也就是约有90%的高血压发病原因依然不明。

# 高血压与遗传、生活环境休戚相关

## 遗传因子与生活环境因子

占绝大多数的原发性高血压病患，其状况有别于次发性高血压病患，发病的原因仍然成谜。不过，目前至少可以确定的是，高血压的发病与遗传性因素（遗传因子）以及生活环境的因素（生活环境因子）都有关系。

"遗传因子"并非指"会产生高血压的基因"，而是指"体质比较容易罹患高血压"的意思。具体来说，"遗传因子"表示在体质上遗传了不容易排除多余盐分的肾脏异常，或者是控制升压、降压物质的内分泌异常，或者是心脏、血管方面的异常，脑部、中枢神经系统的异常等。

另一方面，"生活环境因子"是指容易罹患高血压的生活习惯与环境。例如饮食摄取过多盐分、过量饮食招致肥胖，或是饮酒过量、抽烟、运动不足、压力、钙和钾摄取不足等。

## 遗传因子＋生活环境因子带来的高血压风险

高血压的发病和遗传因子、生活环境因子有关。换句话说，父母有高血压，子女未必就会罹患高血压。即使具有来自父母的遗传因素，但是只要保持良好健康的生活习惯，就能降低罹患的概率。反之，即使没有遗传性因素，但是摄取过多的盐分、压力太大等，还是会增加引发高血压的风险。

还有，若父母都罹患高血压，小孩出现高血压症状的概率约为50%。若父母中只有一方罹患高血压，孩子出现高血压的概率约为30%。若父母都没有高血压，则孩子罹患高血压的概率约为5%。家人或亲戚中罹患高血压的人数越多，表示自己平常越要注意血压的管理，而且更要小心避免在生活中制造引发高血压的生活环境因子。

若本身具有高血压的遗传因子，男性在25岁以后、女性在30岁以后，就必须注意避免生活环境因子的发生。

高血压（原发性高血压）的发生，遗传因子与生活环境因子的可能性各占 50%。不过，即使有遗传因子存在，只要自己积极改善生活环境因子，就能减少罹患高血压的概率。

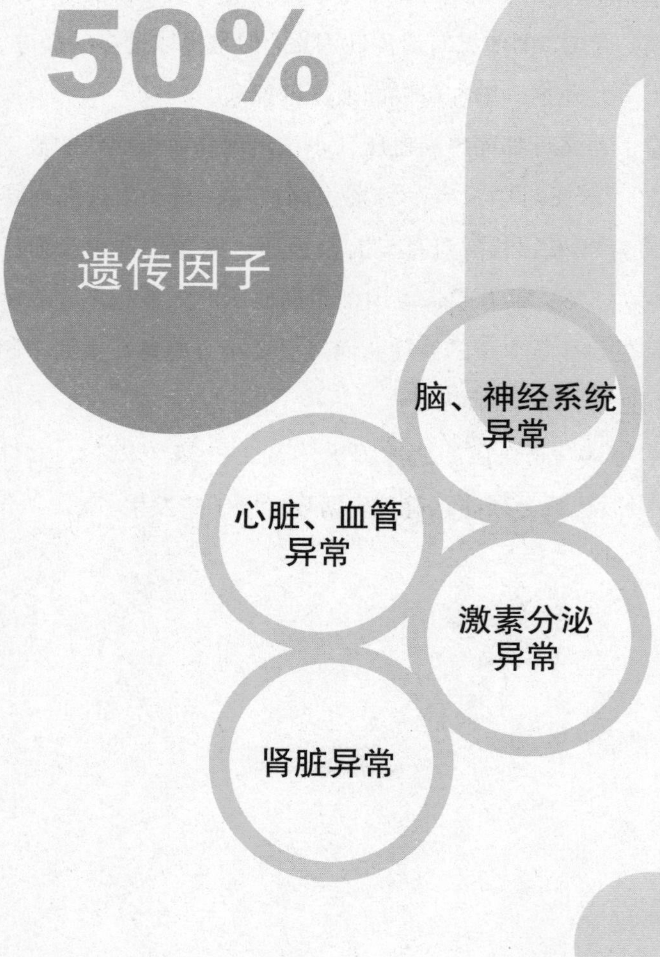

**50%**

遗传因子

脑、神经系统异常

心脏、血管异常

激素分泌异常

肾脏异常

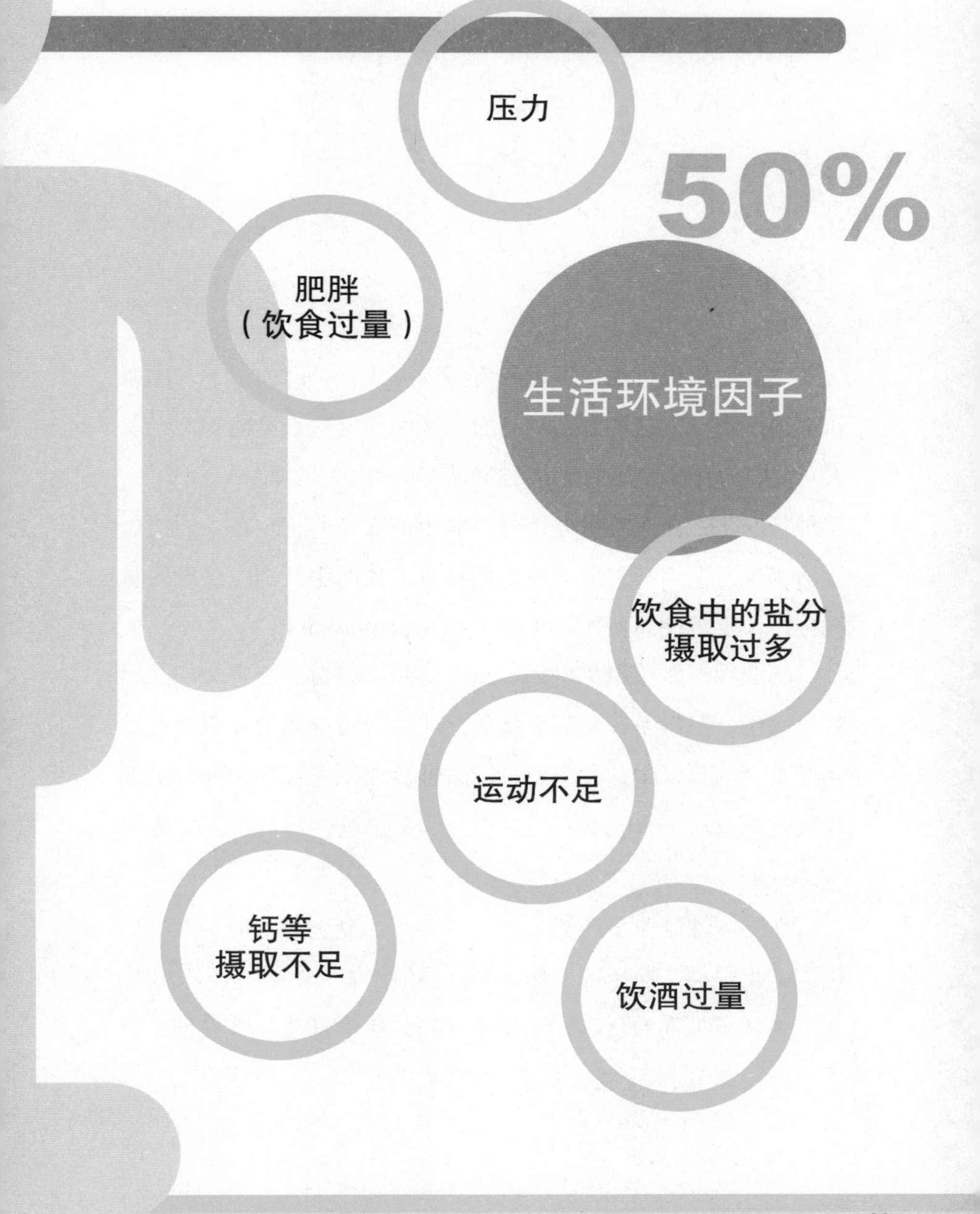

压力

**50%**

肥胖
（饮食过量）

生活环境因子

饮食中的盐分
摄取过多

运动不足

钙等
摄取不足

饮酒过量

# 隐藏性高血压也须注意

## 不易被发现的高血压

"高血压很可怕，不过我没问题。我到医院去量了几次血压都很正常。"这种态度对高血压来说很危险，不能如此轻忽大意，因为在高血压的症状当中，还有一种"隐藏性高血压"。这种状况是指在医院量血压时，血压值表现非常正常，但高血压仿佛戴上了面具一般，躲在面具后不让医生发现，这种症状被称作"隐藏性高血压"（masked hypertension）。

隐藏性高血压最危险的一点，就是病患自己与身旁的人，甚至医生，都没发现到高血压的存在，导致身体处在高血压的状态下。一旦发生这种情形，隐藏性高血压不知不觉间会演变成慢性高血压，等到真正发现时，为时已晚，已恶化到相当严重的程度。

而隐藏性高血压还可分为 3 种类型，分别是"清早型高血压""夜间型高血压""职场型高血压"。

●清早型高血压　这是隐藏性高血压中最常见的类型。刚起床时，身体的控制权从副交感神经切换到交感神经，准备展开一天的活动，但是在切换的过程中，血压会不稳定，急速上升，这是清早型高血压的特征。上午 6 点到 10 点的这段时间最容易发生心肌梗死或脑卒中，原因可能就是因为清早型高血压使血压急速上升而造成的。清早型高血压又细分成两种类型，一种是在睡眠中血压降低，但是在起床时血压急剧上升的"清早上升型"；另一种则是从睡眠到起床时一直维持在高血压状态的"夜间持续型"。其中，尤其以夜间持续型的危险程度更高，因为血压长时间维持在高血压的状态。

●夜间型高血压　在一天的血压变动中，夜间的血压相对较低。但有的人到了夜晚血压仍降不下来，或是反而上升得比白天还高，这种情形称作"夜间型高血压"。在隐藏性高血压当中，这类夜间型高血压病患，白天血压值表现还相当正常，但是到了夜晚，血压不仅不下降，反而一直保持偏高。尤其在睡眠中，血压也维持在很高的程度，造成血管无论日夜都承载着极大负荷。血压值一高，发生脑卒中、心脏病的概率也比一般人高 4 倍。

●职场型高血压　这类型的病症患者在健康检查或在医院测量血压时，血压值都表现正常，但是在平常工作期间则会出现高血压。最主要是因为职场中的压力所造成。当然，这时候若希望借由抽烟纾解压力，高血压的风险就会更高。而且，工作时间越长，血压值也会随之升得越高。在健康检查时血压正常的人当中，约三四成的人患有职场高血压。这些人在医院时，因为未感受到工作压力的困扰，心情放松，所以血压自然也跟着下降。

睡眠与上班，占据我们一天 1/4 到 1/3 的时间。隐藏性高血压病患在一天当中，有很长一段时间都处在高血压的状态下，而且他们的病状不容易被察觉。正由于不易被察觉，所以也未能警觉到必须改善生活习惯。如此一来，更带来极大的风险。这也是隐藏性高血压被认为很危险的原因。

## 白衣高血压不必担心

有别于隐藏性高血压，还有另一种称作"白衣高血压"的症状。白衣高血压正如字面的意思，是在见到穿着白袍的医师与护士时血压升高的情形。

这类症状是因为在进入医院这类不熟悉的环境时，心情会紧张或产生压力，导致血压上升。

在医院里量血压时，因为血压是反映身体健康的重要数值，所以造成我们往往会担心血压值的结果如何而产生紧张。而且，测量血压的场所若是唯有生病才会涉足的陌生医院，或者是所见到的医生、护士等都是不熟悉的面孔，也会增添紧张气氛。

有些人为了检查身体测量血压，必须刻意改变自己原本的预定日程，或者重新安排工作，才能前往医院。加上有些人可能远途搭乘汽车、地铁，甚至辗转换乘才能抵达医院，都给在医院里量血压增添了压力。

各种条件交错的影响下，在医院量血压当然不知不觉中也会承受到某些压力或紧张情绪，因此让血压值飙高。

这类状况下测量到的血压值，当然比平常还高。在医院量血压时，每10个人当中，有2~3人会出现白衣高血压。

出现白衣高血压症状的人，如果平常的血压值正常，基本上不须担心。不过，毕竟出现了因为不适应"在医院里量血压"而导致血压上升的症状，所以平常还是应该经常测量血压，观察状况。

# 养成量血压的习惯

## 每日居家的血压测量

高血压是沉默的杀手，在本人毫无知觉中恶化，最后引发可怕的并发症。而且有人即使偶尔到医院测量一两次血压，可能还会因为"隐藏性高血压"被蒙蔽了真相，所以千万不能轻忽大意。

我们必须让量血压成为日常生活的一部分，这样不只是血压，对于其他各种与心血管有关的疾病，就有机会及早发现。即使发现的只是血压略高的问题，但是每天量血压的习惯能提高自己对健康的警觉性，也是好事一桩。

基于这样的考虑，在日本高血压学会的治疗指导方针中，也提到在家量血压是治疗高血压时非常重要的步骤。

希望读者也能在读到这段文字后，养成在家量血压的习惯。

目前家用血压计的精确度已比过去进步，而且有各种使用起来十分方便的机种。

家用血压计分为上臂型、手腕型、手指型，其中建议使用上臂型。因为从结构上来说，上臂型最容易测量出正确的血压。目前市面上销售的家用血压计，精密度已经毫不逊于医师使用的机型。

## 血压计的正确用法

在家中量血压时，须注意以下几点。

首先最重要的是必须遵守正确的使用方法。若使用上臂型血压计，手臂的位置与压脉带（或是腕带、卷带）的穿卷方式若不正确，就很难正确测量血压值。使用时请遵照以下各项。

● 测量时先脱掉会束缚手臂、上身活动的厚重衣物，以轻便的装扮测量。

● 以坐姿测量。

● 压脉带的位置与心脏等高。

● 压脉带下缘要卷在距离手肘关节上方 1~2cm 的位置。

● 压脉带不要卷得太紧，松紧程度约为一两根手指可以伸进去的程度。

● 手臂放轻松，轻轻伸直，保持这样的状态测量。

除此之外，也必须仔细阅读说明书，依照指示方法正确地量血压。

自行量血压时，不可擅自解释血压值的意思，即使自己的血压值一段期间都维持在正常范围内，也不可因此擅自中断原本接受的治疗，或是擅自停止服用医师的处方笺药物，否则可能发生危险。尤其是停止服用降血压药后，血压有时会突然急速升高，因此请千万不要擅自判断、自行决定停止用药。而且，对于量血压一事也不必过度神经质，对测量出的血压值太过担心，反而会对血压造成不良影响。切记，血压值是一个变动性的数值，随时在不断改变。

　　最后，在固定的时间、条件下量血压，也是正确测量血压的关键。

　　持续量血压，正确地做记录，这对治疗能产生很大帮助。建议将血压值制成图表，就医时可提供给医师参考。

## ●早晚的血压测量条件

**夜晚**

在就寝前、排尿后测量。
避免在刚用过餐、洗澡、
运动、抽烟之后测量。

**早上**

在起床后 1 小时以内、
排尿后测量。须在进食、
服药以前测量。

量血压前，先坐在血压
计前安静 1~2 分钟后再
开始测量。

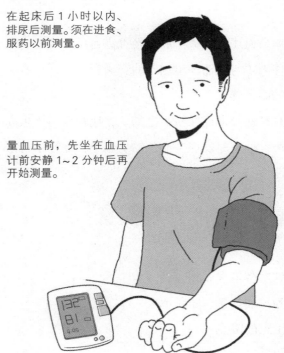

## 容易罹患高血压的人①
### 容易累积压力的人

**比较在意周围人的眼光，容易罹患高血压**

病患人数占据高血压人群大半的原发性高血压，其发病原因除了可能受遗传因子与生活环境因子的交叉影响外，还有一些尚未找出解答的谜样部分。

不过，的确有某些倾向或性格类型的人，比较容易罹患高血压。以日本为例，罹患原发性高血压的病患中，在性格特质上有以下几种共通性。

- 凡事有条不紊，做事认真。
- 坚持到底。
- 凡事从头到尾都追求做到完美。
- 相对地较为长袖善舞、照顾他人。
- 很在意周围人的眼光。

这些性格特质看似完美，但是从另一个角度来看，这类人的心情大概总是在紧绷状态下，很难获得真正的放松，所以这类人总是无意识地在担心、紧张些什么，承受极大的压力。

这类型的人在职场之类的人际关系上，似乎也烦恼重重。

属于这类个性的人，平常除了工作以外，最好能培养一些兴趣，适度地做运动，并且和周围的人交谈时保持轻松的态度，以便放松心情，纾解压力。

## 欧美人喜爱竞争，具有攻击性，容易罹患高血压

另外，欧美人容易心脏病发作的原因，可能是在他们某些人的性格中具有几项特质，例如"好胜心强""对周围的人具有攻击性""积极追求目标""严格遵守时间"等，这些特质也让人联想到能力很强的生意人。如果有人属于这类性格，请务必格外小心血压的问题。

## 容易罹患高血压的人②
### 过胖、有"代谢综合征"的人

肥胖从两个方面来看，都增加了罹患高血压的风险。

首先是脂肪。脂肪会压迫末梢血管，造成血液循环不良。前文中也解释过，血液流动时，末梢血管阻力和血压有很深的关系。

另外一个原因和血液中的"胰岛素"有关。胰岛素是脾脏分泌的一种激素，能将血液中的糖转换成脂肪的形态储存，具有降低血糖值的作用。

但是内脏脂肪过多时，脂肪细胞会分泌阻碍胰岛素作用的物质，或是制造会形成血栓的物质脂肪细胞因子（Adipocytokine）。

脂肪会导致胰岛素无法正常发挥作用，让身体陷入高血糖、脂质异常的状态。身体为了降低血糖值，必须分泌更多的胰岛素到血液中（高胰岛素血症）。这样，过多的胰岛素将降低肾脏排泄钠的能力，并且对交感神经产生作用，造成血糖上升。

在肥胖发生的各种模式中，其中一种是有些人会借由吃东西来舒缓压力。这类压力也会刺激自律神经，造成血压上升。

除此之外，有些人虽未达到肥胖的程度，但是却有"代谢综合征"问题，这类人也必须多注意自己的血压。男性腰围超过 85cm、女性超过 90cm，就是代谢综合征的征兆。当腰围超过前述数字时，表示体内已经累积了相当多的内脏脂肪。（此判定标准为 2010 年 1 月的标准）

肥胖者、有代谢综合征风险的人，除了平常必须多注意自己的血压值外，也必须努力减肥。

# 容易罹患高血压的人③
## 更年期的女性、孕妇

### 女性激素减少，造成血压上升

一般而言，女性的血压比男性还低，所以高血压的比例也比男性低。这是因为女性体内的卵泡会分泌女性激素"雌激素"所产生的现象。

雌激素具有防止血管老化与动脉硬化的作用，因此与同龄的男性相比，女性较不易出现高血压、动脉硬化的问题。

但女性停经后，状况就不一样了。在雌激素分泌量减少的情况下，动脉将开始硬化，血压也容易升高。

此外，更年期障碍会引发激素失调，导致自律神经比较容易发生问题。这样，身体会无法顺利地调整血压，导致血压过高。更年期障碍也让女性容易发胖，这时候的女性就和男性相同，容易出现高血压症状。

女性在停经后，应养成定期量血压的习惯，注意自己的血压值变化。

## 孕妇务必定期测量血压

　　女性在怀孕期间也必须小心血压的变化。怀孕中的女性有时候会出现高血压症状，这种情形称作"妊娠高血压综合征"（若除了高血压外也伴随出现尿蛋白，则称作"妊娠肾"）。若症状严重，可能危及母子，因此须格外小心。在怀孕期间，孕妇务必定期接受产检，并且测量血压与体重，检查尿蛋白值等。

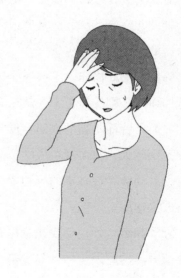

## 容易罹患高血压的人④
其他类型、糖尿病患者、老年人

### 老年人高血压与儿童高血压

尽管个人体质不同，高血压状况也因人而异，但是高龄者是比较容易罹患高血压的人群。当然，这也是因为年龄增长造成的。年龄增长不仅会造成负责调整血压的心脏与肾脏功能衰退，血管失去弹性，而血液中的胆固醇也会堆积在血管壁，造成动脉硬化逐渐严重，血液通道变窄。这也是高龄者容易罹患高血压的原因。

高龄者的高血压除了收缩压（高的血压）升高外，舒张压（低的血压）则维持正常，甚至有降低的倾向。换言之，高龄者的高血压特征是高的血压与低的血压的差距拉大。当血压变动的范围越大，对血管造成的负荷也越大。为了避免血压的急剧变动，高龄者在日常的行动中应尽量避免过度激烈的动作，做事放慢速度。

除了高龄者外，现代儿童也有血压升高的趋势。造成儿童血压值升高的原因包括营养过剩、运动不足造成的肥胖，或是摄取过多盐分、压力等，情形与成人的高血压类似。相较于血压值正常的儿童，血压较高的儿童在成长进入中高龄后，罹患高血压的概率也比较高，必须多加注意。

## 糖尿病与高血压的紧密关系

高血压与糖尿病也有着密不可分的关系。因为糖尿病患者较容易罹患高血压，高血压病患也比较常出现糖尿病的症状。这是因为罹患了糖尿病后，胰岛素的作用变差，血液中分泌过量胰岛素，出现"高胰岛素血症"所造成的。

糖尿病与高血压并发后，会让血管提早出现问题，也较容易产生糖尿病与高血压的并发症。因此，糖尿病患者也必须格外注意血压的管理。

# 预防高血压的三大关键

尽管高血压的发生原因不明，但是原发性高血压的发生，50%与遗传因子以及生活环境因子有关。

当然，即使父母或亲戚存在遗传因子，只要自己努力减少会形成高血压的生活环境因子，就不容易发生高血压。

要改善生活环境因子，培养不容易发生高血压的体质，就必须从饮食、运动、生活习惯着手改善。

首先谈饮食习惯。在饮食习惯上，必须注重该如何创造健康的身体，此外，还必须针对高血压做好管理、改善饮食习惯。

从事运动主要是为了改善、消除肥胖和代谢综合征的状况，而且对控制血压也有益处。身体在运动时，可以扩张末梢血管，促进血液循环。所以我们应该学习正确的知识与适当的运动方法，尽量养成每天运动的习惯。

除此以外，还须重新检视自己的各种生活习惯，了解何种生活方式对控制血压有帮助。例如避免温度突然出现剧烈的冷暖落差，或者避免累积压力，养成各种良好的生活习惯，这才是正确的做法。

　　高血压属于生活习惯病，只要改善生活方式就能预防、改善高血压的状况。

　　下面的检查清单中，答案为"是"的项目越多，发生高血压的风险也越高，因此应该重新检视自己整体的生活形态，尽量降低风险。

## ●检查自己的生活习惯是否容易引发高血压

受"生活环境因子"影响较大的人，应重新检视自己所有的生活习惯。

**生活习惯**
- 不喜欢走路
- 平常没有运动的习惯
- 常饮酒
- 吸烟
- 泡澡时喜欢较高的水温
- 经常睡眠不足
- 常常便秘，排便时很费力

**性格倾向以及是否承受压力**
- 很容易焦虑，或者突然火冒三丈
- 感觉老是被时间追着跑
- 个性认真、谨慎
- 容易紧张
- 责任感很强
- 很在意周围人的眼光
- 常常感觉不放心

**病历**
- 曾经罹患肾脏疾病
- 有糖尿病病历
- 有心脏方面的病历
- 曾经妊娠中毒

**饮食习惯**
- 喜欢重口味食物
- 吃饭速度快，不仔细咀嚼
- 经常过量进食，一定要吃撑肚子才满足
- 经常一边做其他事情，一边进食
- 用餐时间与次数不规律
- 晚餐经常吃到很晚，常常很晚才吃晚餐
- 蔬菜、水果吃得很少
- 平常经常外食

**年龄、体形等**
- 年龄超过 40 岁
- 处于更年期
- 肥胖
- 亲人（父母、兄弟姐妹、祖父母）有人罹患高血压
- 亲人（父母、兄弟姐妹、祖父母）有人曾经罹患脑血管疾病、心脏疾病、肾脏疾病

# 降低血压的 10 种习惯

本书提倡一套"降低血压的 10 种习惯"理论。内容十分简单，希望读者能记住，在日常生活中多多运用实践。

不……"绝对不吸烟"
香烟不仅不利于血压，也是造成癌症等疾病发生的"多病之源"。

强……"创造强健的血管"
积极摄取蛋白质，创造强壮、足以承受血压力量的健康血管。

热……"不泡过热的热水澡，不置身寒冷的环境"
温度变化太过剧烈会导致血压急剧变动，造成血管负担。

松……"常保心情放松"
压力、兴奋都是刺激血压上升的因素。

适……"注意饮酒适量"
适量的饮酒有助放松心情，但绝对不可过量。饮酒适量即可。

度……"适量的盐分，大量的蔬菜"
少一点盐，多吃蔬菜，补充钾。

走……"以行走取代搭车"
走路能降低血压与胆固醇。走路须配合季节，做好御寒防晒措施，但必须尽量多走路。

舒……"睡好""排便顺畅""吃饭八分饱"
第 8 种习惯是"睡好"，第 9 种习惯是"排便顺畅"，第 10 种习惯是"吃饭八分饱"。睡眠不足、用力排便都会导致血压上升。
此外，过量的饮食不仅会导致肥胖，也是高血压等生活习惯病的温床。所以要注意做到睡眠充足，摄取富含纤维的食物，进食的分量也要适度。

# 第 2 章

## 预防高血压①
## 饮食

# 减少饮食中摄取的盐分①
## 盐分摄取量的目标值

## 盐分的摄取量目标为 1 天 6g

盐分摄取过量当然不利血压，所以重新调整饮食中的盐分摄取量是预防、改善高血压的第一步。

长期吃盐过量，相当不利健康。若要预防和改善高血压，不分男女，盐摄取量都应控制在 6g 以下。

6g 的盐等于 1 小茶匙的分量。即使是营养均衡的饮食，食材本身也含有钠，以一天摄取的食材含钠 2 g 来计算，实际调味料使用的盐应该在 4g 左右。

在欧美，饮食中实际的盐摄取量为 8~10g，但是为了改善高血压，盐分摄取目标量应设定为 4g 左右，这是因为欧美餐饮与日式餐饮不同。虽然一般认为日式料理有助于改善生活习惯病，但其缺点是大量使用味噌与酱油，含盐量较高。也因为如此，日本人在日常饮食中的盐分摄取量高于欧美人士。读者在食用日式料理时要格外注意这一点。

## 一点一滴、长期减少盐分摄取

在实施饮食减盐计划时，须特别注意一点，那就是勉强降低用盐量，得到的减盐效果反而比较差。如果身体不习惯少盐的饮食，即使突然减少盐的使用量，也无法持之以恒。少盐的调味方式若导致食之无味或是胃口全无，就失去了原本追求健康的意义。此外，突然减少摄取盐分会刺激交感神经，反而造成血压上升，细胞外液减少，降低身体的抵抗力，对身体有害无益。

控制盐分摄取时，必须持之以恒、坚持目标，逐步持续降低用盐量。一个人若长时间习惯重口味、过咸的饮食，在减少盐分摄取时，也必须相对地以较长的时间逐步降低用盐。减盐必须有耐性，循序渐进才是关键。

## 减少饮食中摄取的盐分②
### 了解自己日常的盐分摄取量

要减少盐分的摄取，首先须掌握目前自己摄取了多少盐分。也就是说，要掌握正确的盐分摄取量其实必须耗费相当的工夫。例如，首先须将 3 天的饮食内容全部罗列出来，包括零食在内，然后将个别食品所含盐分一一汇总，计算平均值之后，才能了解自己一天的盐分摄取量。如此繁杂的作业当然不可能每天不断进行。

这里有一套日本圣玛丽安娜医科大学提出的方法，称作"简易盐分摄取量测试"。利用这个方法就能轻松掌握一天摄取了多少盐分。读者可以参考下页的"简易盐分摄取量测试"，算算自己每天约摄取多少盐。

测试结果若是一天超过 12g 的话，就算盐分摄取过量，必须重新调整饮食。

## ●简易盐分摄取量测试

1　烹调的调味
①喜好清淡口味　②浓淡皆可　③喜欢重口味

2　一天当中饮用味噌汤、酱油调味汤头、西式汤品的量
①几乎不喝　②1碗　③2碗　④3碗

3　食用面食的次数
①几乎不吃面　②经常吃面　③一天一碗面

4　食用重咸食品（咸鲑鱼、腌渍鱼内脏、海胆、腌鱼卵、卤菜等）的
　　次数、分量
①几乎不吃　②分量还好　③分量很多

5　食用腌渍物的次数、分量（"分量还好"是指一天的食用量约相当
　　于半条腌小黄瓜）
①几乎不吃　②分量还好　③分量很多

| | ① | ② | ③ | ④ |
|---|---|---|---|---|
| 1 | 7 | 10 | 15 | |
| 2 | 1 | 2 | 4 | 6 |
| 3 | 1 | 2 | 3 | |
| 4 | 0 | 1 | 2 | |
| 5 | 0 | 1 | 2 | |

请将1~5题中的答案按表计分，在下方填入合计值。

你一天摄取的盐分量

约_____g。

# 减少饮食中摄取的盐分③
## 了解食物本身所含的盐分

日常食用的加工食品中，通常已经添加了盐，所以即使烹调时调味料减少用盐，但由于食物本身已含有盐分，除非减少其中的含盐量，否则将无法达到减少摄取盐分的目的。

例如属于主食的米饭、面类（乌冬面）和面包，面条与面包的制造过程就必须使用盐。请读者参考下页表格，看看隐藏在各种食品中的盐分有多少。

此外，无益健康的方便面到底含有多少盐分？食用前也最好检视看看。吃东西时，最好养成先检查包装袋上"食盐量"等标示数字的习惯。

有些加工食品的外包装并不标示食盐量，这时候可以查看营养成分栏"钠"这一栏的数字是多少。

钠的数值乘以2.5，约等于食盐量。例如含钠量标示为2g时，该食品所含的盐分大约就是5g。

若标示单位是mg，就必须以1g＝1000mg来换算。假设含钠量标示为200mg，换算成食盐就约为0.5g。

## ● 调味量与常见食品中的含盐量

| 分类 | 调味料名称、食品名称 | 分量 | 含盐量 |
|---|---|---|---|
| 调味量 | 天然盐 | 1 小茶匙 | 5.0g |
| | 精致盐 | 1 小茶匙 | 6.0g |
| | 酱油 | 1 小茶匙 | 1.0g |
| | 淡色辣味噌 | 1 小茶匙 | 0.7g |
| | 乌斯特黑醋酱 | 1 小茶匙 | 0.5g |
| | 西红柿酱 | 1 小茶匙 | 0.2g |
| | 美乃滋 | 1 小茶匙 | 0.1g |
| | 含盐奶油 | 1 小茶匙 | 0.1g |
| | 颗粒汤块 | 1 小茶匙 | 1.6g |
| 面包、面类 | 吐司 | 100g | 1.3g |
| | 乌冬面（生面） | 100g | 2.5g |
| | 乌冬面（干面） | 100g | 4.3g |
| | 荞麦面（生面） | 100g | 0g |
| | 荞麦面（干面） | 100g | 2.2g |
| | 中华面 | 100g | 1.0g |
| | 意大利面 | 100g | 0g |
| 水产、鱼浆制品 | 鱼浆山药鱼板 | 100g | 1.5g |
| | 甜不辣 | 100g | 1.9g |
| 鱼（盐腌） | 鱼卵 | 100g | 4.6g |
| | 咸鲑鱼 | 100g | 3g |
| 腌渍物 | 黄萝卜（盐腌） | 100g | 4.3g |
| 肉类加工品 | 腌火腿肉 | 100g | 2.5g |
| | 培根 | 100g | 2.0g |
| | 维也纳香肠 | 100g | 1.9g |
| | 生火腿肉 | 100g | 2.8g |
| 乳制品 | 再制奶酪 | 100g | 2.8g |
| | 卡门贝尔奶酪 | 100g | 2.0g |
| 零食类 | 洋芋片 | 100g | 1.0g |

资料：2010 年食品成分表第五次修订增补等

> **钠与盐分的换算公式**
>
> 食盐量（g）=
> 钠（mg）×2.54÷1000

# 注意饮食中的热量

　　肥胖者发生高血压的概率比一般人约高 3 倍。肥胖是引发高脂血症、高血糖等生活习惯病的原因，罹患高血压的风险也比较高。要改善高血压，除了减少盐分的摄取外，也必须采取以低脂肪低热量为主的饮食。

　　从这一点来看，以米饭为主食，大量采用蔬菜与海藻等食材，热量低，富含食物纤维的日式饮食就非常有益健康。不过日式饮食尽管米饭中不含盐分，但是汤与卤菜类往往使用较多的盐，所以应尽量调整降低含盐量，同时也要注意不要添加太多酱油，减少腌渍物等盐腌的菜肴量。

　　男性体脂肪比若超过 25%、女性超过 30%，就属于肥胖身材。近来有许多家用体重计都备有体脂肪的测量功能，建议读者多多运用，掌握自己的肥胖状况。

　　若没有体重计，也可以根据"身体质量指数"（body mass index，BMI）计算自己的标准体重。

● 根据身体质量指数 BMI
  计算肥胖度与适当体重

肥胖度＝
体重（kg）÷ 身高（m）÷ 身高（m）

| | | |
|---|---|---|
| 低于 18.5 ▶▶▶ | 过瘦 |
| 18.5 以上 25.0 以下 ▶▶▶ | 正常体重 |
| 22 ▶▶▶ | 适当体重 |
| 25.0 以上 30.0 以下 ▶▶▶ | 肥胖度 1 |
| 30.0 以上 35.0 以下 ▶▶▶ | 肥胖度 2 |
| 35 以上 40.0 以下 ▶▶▶ | 肥胖度 3 |
| 40.0 以上 ▶▶▶ | 肥胖度 4 |

BMI 值为"22"时，无论男女，
罹患高血压等生活习惯病的概率最低。

以身高计算标准体重＝
22× 身高（m）× 身高（m）

# 用餐的量、时间、次数都须注意

测量体重与体脂肪的结果若显示为过胖时，就必须从调整饮食习惯着手，改善和消除肥胖问题。

在错误的饮食习惯中，最糟糕的问题就是饮食过量。要解决饮食过量问题，必须回顾自己的饮食内容，确认每天进食的分量与次数，看看自己进食次数是否过多？有没有吃太多零食？正餐之后是否必吃甜点等问题。若能将一天当中吃下的正餐内容，或者是吃了哪些东西全部记录下来，就能提醒自己提高警觉。

用餐的分量也很重要，每顿饭都要注意做到"吃饭八分饱"的原则。不过对某些人来说，会认为八分饱感觉有吃和没吃一样。大脑的饱足中枢在进食约 20 分钟后才会发出"饱足"的信号，所以只要利用大脑的机制，延长用餐时间，就能以低于平常的进食量获得同样的饱足感。从这个角度来看，"快食客"与"大食客"这类人，在大脑尚未发出饱足信号前，就一鼓作气吃下大量食物，当然容易发胖。

此外，用餐的时间、次数不规律，也是错误的饮食习惯。

例如为了减肥刻意少吃一餐，但是省略一餐以后的下一餐，却又忍不住比平常多吃一点，或者是在少吃一餐后，身体处于暂时性的饥饿状态，身体为了从较少的用餐次数中获取足够的热量，反而会提高肠道的吸收率。到头来尽管少吃了一餐，却反而造成肥胖。

另外，在晚上9点以后，应该尽量避免进食。到了这个时间，身体已经准备就寝，身体的控制也从自律神经转换成副交感神经，所以代谢机能变慢，吃下肚的食物往往被身体以脂肪的形态储存起来。

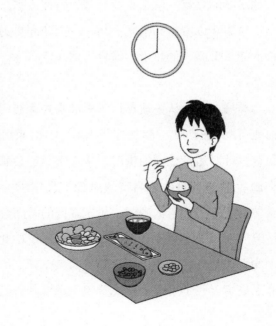

# 三餐以外的嗜好
## 酒&甜食

　　每天光靠三餐就感到满足，这的确是最理想的健康饮食境界，但是现实生活中往往无法尽如人意。人总会遇到有时候希望喝杯小酒、有时候在正餐后想来一份甜点的情况。这样，即使正餐再怎么努力执行低盐、低脂、低热量计划，可是零食与其他嗜吃的食物，就会让所有努力付诸流水。

　　这里要以常见的嗜吃食物——酒与甜食为例，介绍如何维持低盐、低脂、低热量的饮食习惯。

　　●酒　一般认为适量饮酒对健康并无妨碍，有时候饮酒反而能帮助放松身心，增加好胆固醇（HDL胆固醇），有益健康。但这只针对适量饮酒的情况，毕竟喝酒也会刺激血压变化。在喝酒后1~8小时内，酒精的血管扩张作用让血压下降，之后又转为上升。大量饮酒时，血压降低的时间会相对缩短，而且后续的血压上升程度会变得更剧烈。不仅如此，也会让一天的平均血压值升高。适当的饮酒量因人而异，但是医学上认为，一天最多以一个单位为限。希望大家控制自己的饮酒量在建议的范围内，但若很难做到减少饮酒量时，可以放慢喝酒的速度来达到效果。身体吸收酒精的时间约为 20～30 分钟，所以第一杯酒应尽量放慢速度饮用，以便在微醺感觉出现前减少饮酒的量。此外，小口浅酌也能够控制喝下的酒量。不过，若是不善饮酒或身体疲劳，就不应该喝酒。当然，有高血压问题，正在接受医师诊治、服用药物的人，就更是要严禁喝酒。

●下酒菜　既然要控制饮酒量，当然也应该注意到下酒用的小菜。一般的下酒菜为了平衡酒的味道，通常添加较高的盐分或脂肪。此外，因为酒越喝越多，味觉跟着会变迟钝，也会让人在不知不觉中吃太多。由此可见，挑选下酒菜时应该挑选口味清淡一点的食物，建议选择鱼（烤鱼、生鱼片）、豆类（豆腐、纳豆）、蔬菜（沙拉）等。享用这些下酒菜时，当然也要注意不要使用太多的酱油、沙拉酱。另外，奶酪、油炸类在刚开始饮酒时可以吃一点无妨。脂肪可以保护胃部黏膜，帮助稳定血中酒精浓度的上升速度。

●甜食　适量的甜食有助于放松心情、缓解压力，但是这也是在适量范围内的情况下。甜食等食品吃太多，除了会摄取过多热量，也会导致血糖值上升，对血压产生不良影响。甜食一天的分量应限制在摄入 100～200kcal 的热量，将这样的热量换算成食物的话，就相当于一口大小的甜点 1~2 个。此外，吃甜点的时机也很重要，最好限制在白天活动量大、热量容易被消耗的时间食用。甜点中经常使用盐来提味，例如西式派饼等材料中，每 1000g 使用约 1.3g 的盐，日式甜点中，红豆汤的红豆料，每一碗也使用了约 0.5g 的盐。吃甜点时，要特别注意用来突显甜味的提味材料——盐。

## ● 1 单位酒的标准量

超过 1 单位以上的酒量就可能危害健康。
此外，也要注意酒类所含的酒精浓度，
即使是同类的酒，选择酒精浓度较高的种类时，就必须减少饮用量。

| 酒的种类（酒精浓度） | 1 单位 |
| --- | --- |
| 啤酒（5%） | 大罐 1 罐（500ml） |
| 日本酒（15%） | 1 盅（180ml） |
| 气泡蒸馏酒（5%） | 1.5 罐（520ml） |
| 烧酒（25%） | 约 2/3 盅（约 110ml） |
| 威士忌（43%） | 双份 1 杯（60ml） |
| 红酒（14%） | 约 2 杯（180ml） |

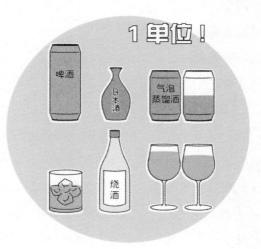

1 单位！

# 外食、外带餐点时的注意事项

　　若要采取饮食控制方式改善高血压问题,就应该避免外食。外食与家中烹调的状况不同, 调味和热量都难以控制。而且一般外食的菜色口味较重, 也较多是高热量、高脂肪的食物。因此, 希望通过控制饮食改善高血压的人, 实在不适合外食。

　　即使是上班族等午餐很难避免外食的人,为了改善高血压,还是以在家里准备便当的方式较为理想。不过话说得容易, 实际执行可能有困难。每天准备便当是一件麻烦事, 而且夏天还得担心是否可能发生食物中毒。

　　万不得已必须外食时,应该努力减少外食时盐分的摄取量,并且注意以下几点。

　　●面的面汤、蘸酱不要吃　吃面食时, 要注意汤里所含的盐分。即使选用制造过程中不添加盐的荞麦面, 但是在面汤与蘸酱中依然含有相当分量的盐。拉面或乌冬面在制造过程中会添加盐, 再加上面汤中的盐分, 有时候一碗面中就含有 5g 的盐分。而且不仅是外食, 凡是吃面时, 都应该养成不喝面汤、不吃蘸酱的习惯。

● **"丼"饭的饭量** 轻易就让人获得饱足感的"丼"饭，是午餐的人气选项。不过"丼"饭一般而言饭量都很多，而且口味也比较重。加上淋入的汤汁很容易渗入米饭中，更让人胃口大开，也更容易摄取过多的热量与盐分。从这一点来看，在点"丼"饭类的餐点时，可以请店家减少饭量，或者是米饭不要全部吃光。也可以让店家减少淋汁的分量。若担心饭量减少会影响到工作活力，可再加一道含蔬菜或海藻的沙拉。蔬菜与海藻中含有丰富的钾，有助于将钠排出体外。这样的饮食含有较丰富的食物纤维，也能和以碳水化合物为主的"丼"饭在营养上取得平衡。

● **注意外带便当中的配菜** 外带便当时，可选择较小的容器使用。减少可容纳的分量，自然就能降低热量、盐分的摄取量，而且也必须注意配菜内容。选择主配菜时，鱼含有更多能转换胆固醇的饱和脂肪酸，所以选鱼胜过选肉。但是即使同样是鱼，比起调味较咸的煮鱼，烤鱼更符合健康原则。选择烤鱼时，也要去掉蘸有盐粒的鱼皮。便当中的卤菜、腌渍物的盐分较多，因此为了控制盐分摄取，应该少吃卤菜、腌渍物。

● **日式定食胜过西式、中式料理** 一般而言，日式定食的热量都比西式或中式料理低，为了防止肥胖，建议读者应该多选择日式定食。不过日式料理有用盐量较多的问题，若选择日式料理，最好选择调味较清淡的配菜。主菜以外的卤菜、腌渍物等都应该少吃，味噌汤、酱油调味汤头也不要完全喝光。此外，醋腌的小菜会比盐腌的小菜更有助于控制血压。选用日式定食的关键就在于配菜的种类与分量的调整，尽量减少盐分的摄取。

改善高血压的饮食控制，关键在于每天一点一滴的累积。外食的菜肴或许不像家庭料理那般容易控制，但是只要注意减少盐分的摄取，也能相对控制血压。读者可以参考下页的表格，思考一下自己在饮食上可以如何改善。

## ●常见外食菜肴的盐分含量

| 菜名 | 含盐量 |
| --- | --- |
| 荞麦凉面 | 2.7g |
| 豆皮乌冬面 | 5.4g |
| 拉面 | 4.1g |
| 炸鸡盖饭 | 4.3g |
| 牛肉盖饭 | 2.4g |
| 鲔鱼盖饭 | 2.5g |
| 炒饭 | 2.6g |
| 生姜烤肉定食 | 5.8g |
| 麻婆豆腐定食 | 6.3g |
| 韭菜炒牛肝定食 | 4.4g |

这里的含盐量为外食的数值，仅供参考。
每家餐厅的材料不同，数值多少也有差异。
此外，连锁店的菜肴含盐量往往比表中的数值还高。

# 烹调、饮食中的减盐重点

减少盐分摄取，追求低脂、低热量的饮食，就从调味料与油的使用开始。请读者依照以下重点，从烹调阶段着手创造有利于控制血压的饮食。

●**活用低盐调味料** 要控制高血压，就必须减少盐分的摄取。近来在烹调或用餐时，可见到许多积极采用低盐调味料的方法。现在的低盐调味料种类越来越多，除了食盐外，酱油、面条蘸酱、高汤、酱料、番茄酱等都有低盐产品。这类商品的诉求是"味道不变，盐分变少"，制造商减少了食盐中主要成分氯化钠的使用，用氯化钾替代。钾具有降低血压的作用，但是对某些人来说，这类食品使用时必须格外小心。例如肾脏病患若摄取过多的钾，会导致病情恶化，甚至产生危险，使用时须先询问主治医师。

●**改用天然盐** 人体所摄取的盐分，选用日晒自然干燥的天然盐，会比工业制造的精盐好。同样以1茶匙为例，精盐含盐量为6g，但是天然盐只有5g，相差1g。这是因为精盐中的成分大部分是钠，但是天然盐则含有钾、镁等其他矿物质。钾和镁都具有降血压的作用，所以同样是盐，但是血压的上升速度比较慢。不过这不代表使用天然盐就可以大量使用，用量上还是必须有所节制。

●利用酸味和辣味为薄盐加分　在减少用盐时，也可以利用传统的调味料为低盐加分。例如可以利用酸味调料来取代盐调味。烹调时，以醋或柑橘类的浓缩汁取代盐或酱油，就能让薄盐料理维持原有的美味。而且醋具有降血压的效果。油炸物可加上柠檬汁调味，烤鱼加柑橘汁，这些都是以酸味调味料取代过去使用的酱料或酱油的做法，读者不妨试试看。此外，也可以利用辣椒或香料、香草类植物、有香味的蔬菜等取代盐调味。咖喱风味可以利用辣椒提味，或者利用香草植物突显食材本身的口味，这类烹调技巧不仅能弥补低盐口感不足的问题，还能让食物产生更多的变化。

●活用高汤　运用高汤也能让低盐料理同样好吃。但是市售的高汤粉每 1 小茶匙含约 1.5g 的盐分，所以最好能自己耐心地以海带、柴鱼片熬煮高汤，然后再加入调味料。熬煮高汤的海带也不要浪费，应该一起吃。海藻类也具有降血压的效果。

烹调中减少盐分使用后，下一步就必须注意如何降低热量与胆固醇了。

●**注意烹调用的油** 吃下太多含饱和脂肪酸的油，会增加血液中胆固醇等脂质。选购烹调用油时，应该选用含有丰富不饱和脂肪酸、具有降低胆固醇与甘油三酯的油，而不是富含饱和脂肪酸的油。饱和脂肪酸在常温下会凝固，奶油、猪油、牛油等动物脂肪就含有大量的饱和脂肪酸。相对地，不饱和脂肪酸在常温下大多也呈现液态，绝大多数属于植物油脂，其中也包含鱼贝类特有的油（EPA、DHA）。不饱和脂肪酸包括了油酸（Oleic acid）、亚麻油酸（Linoleic acid），其中油酸对健康最好。因为亚麻油酸会连好的胆固醇（HDL胆固醇）一并消除，但是油酸只会降低坏胆固醇（LDL胆固醇）。橄榄油就是富含油酸最具代表性的油。

●**尽量挑选新鲜的食材** 当季的新鲜食材本身就十分好吃，不需另外加太多调味，就能吃到食材本身的美味。

烹调完成后，在实际用餐时也必须努力减少盐分的摄取。最大的原则是，调味料的使用限定只用在烹调过程中，在餐桌上不再加调味料，这是减盐的铁则。所以餐桌上当然不要摆放酱油瓶等调味料。

此外，若非得使用酱油或酱料时，应该将酱料盛在小碟子里，蘸取时也只取最低限度的量。若将酱料直接淋在食物上，就算是低盐调味料，也依然会摄取到多余的盐分。这些习惯应在每天饮食中一点一滴累积。

# 持续减少盐分摄取的诀窍①
## "一鼓作气法"

### 将食物分组

减盐尽管有益身体健康，但是过度勉强实施还是很难长期执行。这里要介绍几种有助于长期减盐的做法。

首先，从自己喜欢、常吃的食物中，挑出含盐量多的食物。然后将这些食物按照喜好，分为"这个食物我戒不掉"组和"这种食物可以忍耐不吃"组，排出优先级、分成几组。分组以后，首先针对"可以忍耐不吃"组的食物，试行 1 个月，将"可以忍耐不吃"组的食用次数减少 1/3。等到一个月后，身体习惯了盐分较低的食物，就将该组食物再减少 1/3。养成习惯以后，针对喜爱程度高一等级的食物，也采用同样方法减量。对于"难以戒掉"组的食物还可以重新分组，将组别分得更细去实践也无妨。

## 以"一鼓作气法"逐步减量

这里还要介绍本书顾问渡边尚彦医师提倡的"一鼓作气法"。这套减盐方法因以其"渐渐减少、再渐渐恢复"的做法而得名。

首先在第一周，一口气将摄取的盐分降低到 6g 以下。第二周，再"一鼓作气"将盐的摄取量恢复到过去的水平。这种"一鼓作气"的做法以"一周"为单位反复实施，在实施的过程中，自然会让我们在恢复到原来的摄取量时，自己主动减少食盐的使用量。这种做法的原理，是利用食盐调味的忽强忽弱，让实践减盐的人自我察觉过去的饮食中吃下太多的盐。在反复调整用盐量的过程中，以前习惯高盐分含量的味觉也会逐渐改变，变成习惯较低的盐分含量。"一鼓作气法"在实施时，最关键的是刚开始的第一周。只要能度过这个星期，之后身体就能适应这种有张有弛的用盐方法，也就能顺利达到减盐的目标。

# 持续减少盐分摄取的诀窍②
## 只将一道菜做调味，其余保持原味

　　"我前几天开始试着吃低盐餐，但是老觉得自己好像没有好好吃顿饭的感觉。"这是很多尝试减少盐分摄取者的共同烦恼。要习惯低盐饮食需要一段时间，一般人在惯常的盐分摄取量突然降低时，很难适应良好。

　　低盐餐难以持久的原因之一，是因为减盐的人企图将每天可以摄取、极为有限的盐分，均等地分散于各道菜肴，导致每道菜好像都变得食之无味。少了口感的食物让企图减盐的人感到挫折，无法继续努力减盐。

　　建议读者可以尝试一种"只将一道菜做调味，其余保持原味不调味"的做法，意思就是说，在每一餐中，有一道菜完全依照过去的习惯正常调味，但同时其余几道菜只能利用剩余的食盐配合做少盐调味。一餐中的调味有咸有淡，就不会觉得食物吃起来没味道，不知道在吃什么。

　　低盐调味除了盐的调味方法外，也可以利用甜、辣、酸等味道来丰富菜肴的风味，让食物重新恢复口感。不过要注意，过度的甜味会让人想吃咸的食物，所以甜味的调味料在使用时需小心控制。

人的味觉来自舌头表面的味蕾。只要味蕾享受过"咸"的感觉就已足够，未必所有的食材都必须做到满分的调味。

例如煮菜时，只需在煎好的鱼表面撒一点盐，炖煮的菜只需在最后加点酱油，烫青菜可以用两三茶匙的醋取代酱油，这些巧思都能减少盐分的摄取量。黏稠的蘸酱会比液体蘸酱更具减盐的效果。鱼、肉在事先调理时，可以利用抹醋来取代用盐去腥味；要稍微腌一下以便入味时，可以利用醋来达到低盐的效果，或者在去除食材的水分时，用砂糖来代替用盐脱水。煮意大利面的过程中，不加盐对面条的弹性口感其实完全没有影响。

在几道菜当中，只选其中一道依照原来的口感调味，其他菜肴则降低用盐量，这样，就算是减盐餐，也能达到口感上的满足。

# 应注意的营养成分①

钾

原发性高血压的明确发病原因虽然依旧成谜，但是摄取过多的盐分（钠），确实会使血压上升。

既然如此，该怎么做才能让过度吃进体内的盐分（钠）顺利地排出体外？

这时候就要靠每天饮食中摄取丰富的"钾"来帮忙了。钾又被称作是"天然降压剂"，是一种具有良好降血压效果的矿物质。钾不仅可以促使身体将吸收过多的钠排出体外，还可以阻止肾脏停止吸收钠。因为钾的这两种功能，所以摄取钾不仅能积极将钠排出体外，还能稳定血压。

在饮食上，我们须了解哪些食材、食品中含有丰富的钾，再配合低盐饮食，将体内多余的钠排出体外。

钾的建议摄取量是一天钠摄取量的 1/3 左右。以具体的数字表示，男性为 2000mg，女性为 1600mg，但是站在预防高血压的角度来看，男女最好一天能增量到 3500mg，效果更为理想。不过食材中的钾很容易在水洗、加热等烹调过程中流失，或是因为身体流汗、腹泻，以及饮食的甜食或咖啡、喝酒等而抵消，所以应该多摄取一些备用。此外，有些人为了治疗高血压而必须服用利尿剂，这也会导致钾跟着钠一起被排出体外，须多加注意。

健康的身体在排尿时，会将过量摄取的钾排出体外，但是肾脏病患者若摄取过多钾，有时可能引发"高血钾症"，所以摄取钾时，必须先请教医师。

含钾丰富的食材有菠菜、小松菜等叶菜类、根茎类、豆类和水果。日常饮食除了应减少盐分的摄取外，也须注意多摄取这类食材。

# 应注意的营养成分②
## 钙&镁

血管的收缩与扩张是决定血压的重要因素，而与血管肌肉等所有肌肉的紧绷、放松息息相关的营养成分，就是"钙"与"镁"。

钙会进入血管壁的肌肉细胞，让血管产生收缩，而镁会调整钙的作用。这两种营养素的理想摄取比例，如果钙是2或3，镁就是1。钙与镁的摄取若严重失衡，不仅会导致血压上升，更会让体内产生各种问题。

例如镁的摄取量不足时，钙刺激血管收缩的作用会增强，导致血压上升。此外，细胞内也无法分泌将脂肪转换成热量的酵素，导致肥胖发生。造成镁摄取不足的原因包括压力、饮酒过度、运动过度等。

相对地，当钙摄取不足时，会引发钙分泌过度的矛盾，这是因为身体为了弥补外来不足的钙，而从骨头释出钙质，血管壁也会开放，让更多钙进入血管壁中。这种症状称作"钙反常"（calcium paradox），因为钙不足导致身体中的钙过度增加。增加过多的钙会导致血管收缩，刺激血压上升。不仅如此，除了血压升高外，还会因为骨质中的钙流失，造成骨质疏松症。

引发钙不足的原因可能是磷的过度摄取。体内过量的磷会妨碍镁的吸收。加工食品、饮料当中经常使用磷，所以吃太多加工食品和饮料，对血压十分不利。

钙与镁是稳定血压不可或缺的矿物质，而且两者的摄取须保持均衡。

牛乳、小鱼中含有丰富的钙质，海藻类、坚果类含有丰富的镁，建议不妨多食用。

## 应注意的营养成分③
其他

钾能促进钠的排泄，钙与镁具有收缩、扩张血管，稳定血压的功能。除了这些矿物质外，要保持健康的身体，解决高血压问题，还必须吸收许多其他的营养成分。

●蛋白质　蛋白质是构成身体的主要成分，若蛋白质不足，血管也会变得脆弱，增加血管发生问题的风险。要打造健康的血管，就需要吸收优质的蛋白质，不过属于动物性的蛋白质还必须注意其中所含的脂肪量，若食用的是牛肉、猪肉，应选择含油分较少的红肉。或者在牛肉、猪肉之外，也可选择摄取鱼、乌贼、章鱼的动物性蛋白质。乌贼、章鱼除了热量低之外，也含有丰富的牛磺酸。此外，鱼肉中含有 EPA、DHA 等能降低胆固醇的成分。除此之外，豆类是植物性蛋白质的来源，尤其是豆腐、豆浆等大豆加工食品，具有高度的营养价值，容易消化、吸收，建议多食用。

●维生素　维生素 A 能让皮肤与黏膜强壮，一般人体都是以 β－胡萝卜素的形式摄取维生素 A。黄绿色蔬菜中的色素

成分就含有丰富的 β - 胡萝卜素，具有强力的抗氧化作用，能防止坏胆固醇（ＬＤＬ胆固醇）氧化。在黄绿色蔬菜中同样含量丰富的维生素Ｃ也具有抗氧化作用，能提高身体的抵抗力。此外，维生素 $B_6$、维生素 $B_{12}$、叶酸等都具有能促进会造成动脉硬化的高半胱氨酸（Homocysteine）代谢的功能。维生素 D 有助于钙的吸收，维生素 E 则拥有抗氧化作用以及改善血液循环的效果。

●食物纤维　进入人体，一直到最后都不会被消化的食物纤维，具有排泄肠道内多余糖分、脂肪等物质的作用。食物纤维在肠道内分为不被溶解的"不溶性食物纤维"以及会在肠道内溶解的"水溶性植物纤维"两种，不溶性食物纤维能调整肠道，预防、改善便秘等问题。而水溶性食物纤维能包住多余的钠、糖、脂肪，促进排泄，具有降血压的效果。富含水溶性食物纤维的食物有海藻类、山药、苹果等。

# 值得关注的食材①
## 醋（醋酸、柠檬酸、氨基酸）

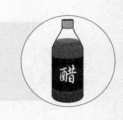

　　醋的主要成分为醋酸、柠檬酸、氨基酸等有机酸。醋酸能对一种具有扩张血管作用的物质"腺苷"（adenosine）起作用，改善血液循环，降低血压。柠檬酸具有强力的抗氧化作用，能防止坏胆固醇（LDL胆固醇）氧化，保持血管强健，预防动脉硬化发生。而且，醋所含的一种氨基酸"精氨酸"（arginine）也具有控制血压上升的效果。除此以外，醋还具有降低内脏脂肪、抑制血糖值上升的效果。而且这种抑制血压上升的作用只对血压值过高的人有效，对血压正常或血压过低的人，则不会使血压降低。尽管如此，过多的醋会造成刺激而伤胃，一天的建议摄取量以一大茶匙左右为佳。

　　富含氨基酸的天然酿造醋能为健康带来很好的效果，尤其黑醋所含的氨基酸种类多，且含量丰富。

# 值得关注的食材②
牛奶（酪蛋白、钙）

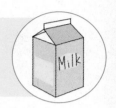

　　牛奶之所以可以控制血压，是因为每100g牛奶中含有110mg丰富的钙，以及大量的"酪蛋白"成分。钙虽然在调整血压上发挥着重要的功能，但身体不易吸收是一大难题。不过牛奶的蛋白质中酪蛋白约占80％，大量结合了身体不易吸收的钙，能促进身体的消化系统吸收钙。

　　此外，酪蛋白进入体内以后会分解成氨基酸的集合体胜肽。这当中的"寡肽"（oligopeptide）具有抑制刺激血压上升物质的效果，能稳定血压。另外，还有些胜肽能调整血压，提高食物中营养素的消化、吸收效果。除此以外，牛奶还含有丰富的蛋白质，能够降低胆固醇，增加肠道内的有益菌，提升人体的免疫力。

　　建议每日应饮用1杯（约200ml）的牛奶。

# 值得关注的食材③
## 乳制品（乳酸菌、多糖）

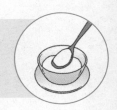

　　酸奶之类的乳制品能将牛奶所含的酪蛋白、钙等营养素完整保存，而且经过发酵，还能产生有益健康的新成分。

　　这种新成分乳酸菌，能对刺激血压上升的物质起妨碍作用，并且有助于体内生成能扩张血管的物质。

　　此外，在乳酸菌表面的"多糖"（polysaccharide）和"肽聚糖"（peptidoglycan）等物质，能吸附肠道内多余的胆固醇与糖分，帮助将之排出体外。乳酸菌还具有分解从胆固醇生成的胆汁酸的作用，能降低胆固醇。

　　乳酸菌有一项很重要的作用，就是能抑制肠道内坏菌的繁殖，调节肠道环境。通过改善便秘或腹泻等不规则的排泄状况，进而有助于稳定血压。

　　为了避免摄取过多的糖分，挑选乳制品时，建议选用无糖的酸奶食用。

# 值得关注的食材④
## 茶（儿茶素、GABA）

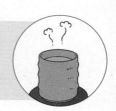

　　茶中所含的有效成分称作"儿茶素"。儿茶素属于多酚的一种，也就是为什么绿茶尝起来会涩涩的原因。茶除了能降低胆固醇与甘油三酯，还能阻碍刺激血管收缩造成血压上升的物质生成，对抑制血压上升十分有效。

　　茶的成分中，"GABA"（γ-氨基丁酸）近来也备受瞩目。GABA 是一种氨基酸，能保持血压正常。GABA 具有热水一冲立刻溶出的性质，因此热水冲入 30 秒左右饮用最佳。此外，儿茶素与 GABA 在茶的第一泡、第二泡时含量最多，因此建议泡茶时应经常更换新的茶叶，同时也建议在每餐餐后饮用一杯茶。咖啡因的利尿作用也能帮助身体将饮食中摄取到的盐分排出体外。

　　茶含有强力抗氧化作用的 β-胡萝卜素、维生素 E，但是这两种营养素属油溶性，所以不会溶出到热水中。将茶叶磨成粉也是一种摄取方法，可以混入天妇罗的面衣，或者撒在酸奶中，不仅可以增添风味，也能完整地摄取到茶的营养。

# 值得关注的食材⑤
芝麻（芝麻木酚素）

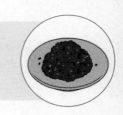

　　芝麻含有多种营养成分，其中众所周知的"芝麻木酚素"具有对抗高血压的效果。此外，芝麻经过热炒等加热方式后，会产生具有抗氧化作用的成分"芝麻酚"（Sesamol）。所以芝麻炒热不只可以增添口感与风味，同时也有益身体健康。另外，芝麻的蛋白质成分经过分解后产生的"芝麻胜肽"，对刺激血压上升的物质有抑制作用。

　　芝麻当中也含有丰富的钙与维生素E。维生素E具有强力的抗氧化作用，能防止坏胆固醇氧化，同时能扩张末梢血管，促进血液循环。

　　芝麻的摄取量建议为一天一大匙，而且建议食用含"花青素"丰富、具有抗氧化作用多酚的黑芝麻，磨碎以后更有助于消化吸收。

# 值得关注的食材⑥
## 坚果类（油酸、钾）

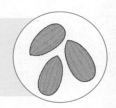

　　坚果类因为含有大量油脂，不太受人喜爱，但其实坚果所含的脂肪大多属于优质的油脂"油酸"。油酸能减少坏胆固醇，增加好胆固醇（GDL 胆固醇），促进血液循环，预防动脉硬化发生。

　　此外，坚果含有丰富的矿物质，例如排泄钠时所需的助手"钾"，以及与钙一起调节血压时不可或缺的伙伴"镁"等。

　　除了这些营养成分外，某些坚果还含有特有的养分。例如杏仁果含有维生素 E 与聚酚，胡桃含有丰富的能降低胆固醇、扩张血管的"精氨酸"。腰果除了油酸外，也含有丰富的钙、镁、锌等矿物质。

　　每天最好能食用几种不同的坚果，一天 30g 左右。当然，食用时不要添加盐或奶油调味。

# 值得关注的食材⑦
## 根茎类（钾）

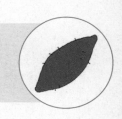

　　根茎类食物所含的钾最为丰富。芋头排名第一，100g中含有640mg的钾，其次为山药590mg，薯蓣（注：一种山药）430mg，马铃薯410mg，钾含量均非常高。此外，地瓜所含的钾，若为烤地瓜时为540mg，地瓜干则为980mg，含量极高。

　　根茎类食物除了钾的含量丰富外，不同品种的根茎类也有个别不同的有效成分。芋头与银杏山药、大和山药等山药类，含有特殊的黏液，这种黏液是名为"黏蛋白"（mucin）的多糖类与蛋白质结合的物质成分。黏蛋白会结合胆汁酸一起转化为粪便排出体外，因此能抑制胆固醇的吸收，控制血糖值上升。此外，山药含有大量的淀粉消化酵素，能减轻肠胃的负担。

　　马铃薯与地瓜含有丰富的维生素C，维生素C能强壮血管，使胆固醇值维持在正常状态，但是经过加热营养成分容易被破坏。

# 值得关注的食材⑧
## 豆类（钾、食物纤维）

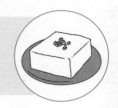

　　豆类除了富含钾之外，也含有丰富的优质蛋白质，被称作"田里的肉品"。要打造强壮的血管，一定需要蛋白质。而且豆类含有丰富的食物纤维，尤其水溶性食物纤维能抑制肠道内对胆固醇的吸收，具有降低血中胆固醇值的效果。此外，豆类也含有大量与调节血压有关的钙和镁，代谢糖、脂肪所需的B族维生素。

　　大豆的"大豆异黄酮""大豆卵磷脂"能减少坏胆固醇，增加好胆固醇，因此能够预防动脉硬化。"大豆皂素"会产生苦涩味道，能防止血中脂质酸化，降低总胆固醇。

　　大豆的缺点是不易消化，不过制成加工食品不仅容易消化，而且能完整地摄取到大豆的营养物质与有益身体的成分。黄豆粉、豆浆、豆腐、豆腐渣等大豆加工食品，都是每天应该多摄取的食材。

# 值得关注的食材⑨

菇类（食物纤维、B族维生素）

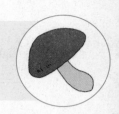

　　菇类食物的特性就是高食物纤维、低热量，而且含有丰富的B族维生素等维生素类以及钾等矿物质。

　　低热量又富含食物纤维的食材，能预防、改善肥胖，同时也有助于排便顺畅，减轻因排便而造成的血压上升问题。

　　香菇所含的维生素B（维生素 $B_1$、维生素 $B_2$）有助于糖、脂肪等热量的代谢，因此也能预防、改善肥胖问题。此外，维生素 $B_2$ 能分解会造成动脉硬化发生的脂质过氧化物质，B族维生素中的"烟碱酸"也具有促进血液循环的效果。

　　不同的菇类还各具特性，香菇、舞茸、杏鲍菇等所含成分也都有助于预防、改善肥胖，稳定血压。

## 值得关注的食材⑩
### 番茄（β－胡萝卜素、茄红素）

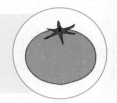

番茄、胡萝卜、甜椒等食物的红色，来自"类胡萝卜素"的色素成分，其中一种就是胡萝卜素。胡萝卜素类的 β－胡萝卜素在人体内会转化成维生素 A，强壮皮肤与黏膜，提高免疫力，同时强大的抗氧化力能去除体内的活性氧，防止血管老化。番茄、胡萝卜、甜椒等食物经炒过或加油一起食用，摄取 β－胡萝卜素的效率会更胜过生食，身体的吸收效率可以提高 5~7 倍。

番茄除了 β－胡萝卜素外，更含有丰富的"茄红素"，茄红素比 β－胡萝卜素具有更强力的抗氧化作用，能防止坏胆固醇（LDL 胆固醇）氧化，具有更好的预防动脉硬化的效果。红色蔬菜还含有大量的维生素 C、维生素 E，能稳定血压，强化血管。

小番茄的钾含量比一般的番茄还多，同时还含有约 2 倍的 β－胡萝卜素。罐装番茄的营养成分与新鲜番茄几乎相同。

# 值得关注的食材 ⑪
洋葱（硫化合物、槲皮黄酮）

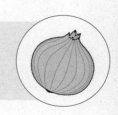

　　洋葱具有促进血液循环，防止动脉硬化的效果，也就是一般人所说"让血液变清澈"的效果，这个效果来自于造成洋葱散发特有刺激味道的硫化物。这类硫化物有一种"异蒜氨酸"（isoalliin）的成分，让身体不易形成血栓，预防动脉硬化。此外，"洋葱烯"（cepaene）这种硫化合物具有降低血中胆固醇的效果。各种不同种类且含量丰富的硫化合物在相乘效果的作用下，能促进血液循环。

　　此外，属于多酚的一种"槲皮素"（quercetin）能有效吸附脂肪，在肠道内结合多余的脂肪之后将之排出体外，有助于预防或改善肥胖问题。另外，近来常见的红洋葱，其紫红色部分则含有强力的抗氧化物质 β - 胡萝卜素。

　　除此之外，洋葱在切开接触空气后以及在加热后，会产生更多的有效成分，所以无论是生吃或加热食用都适合。若要生吃，切开后最好在空气中放置 15 分钟，洋葱每天的标准摄取量以 1/4 颗为佳。

# 值得关注的食材 ⑫
## 大蒜（蒜素）

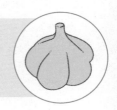

　　大蒜的特殊味道来自"蒜素"（allicin）。蒜素能防止血小板凝固，促进血液循环，达到"清澈血液"的效果。还能防止胆固醇的合成，分解胆固醇，并且扩张血管，保持血压稳定。蒜素不只能促进血液循环，还能防止血管壁的老化，促进甘油三酯"燃烧"。

　　蒜素结合维生素 $B_1$ 所形成的"大蒜硫胺素"（allithiamine）具有缓解疲劳、促进血液循环的效果。蒜素结合脂质所形成的"脂质蒜素"具有强力的抗氧化作用，能防止胆固醇氧化，增加红细胞数量，强壮血管壁。

　　蒜素最理想的摄取量为每天食用一片大蒜，若不喜欢大蒜特有的味道，可以用铝箔包住大蒜，或蒸或烤，就能避免蒜味。

## 值得关注的食材 ⑬
### 南瓜（钾、维生素E）

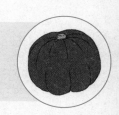

　　南瓜是一种富含钾、β－胡萝卜素、维生素C的蔬菜。此外，目前最常见的西洋南瓜比日本南瓜含有更多的维生素E。维生素E具有强大的抗氧化作用，能防止坏胆固醇氧化，强壮血管。此外与β－胡萝卜素、维生素C组合还能产生相乘效果，发挥更强力的抗氧化能量。

　　西洋南瓜也含有丰富的食物纤维。食物纤维加上钾，能将多余的钠与胆固醇排出体外。

　　食用南瓜时，食用哪个部位也很重要。各种营养成分在南瓜皮、靠近皮的部分或纤维部分都很丰富。而且在蒸煮的过程中，南瓜中的钾也会溶入汤汁中。食用南瓜时，应尽量保留皮与中间籽周边的纤维，以炒的方式烹调食用。

# 值得关注的食材 ⑭
## 酪梨（油酸、钾）

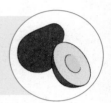

　　酪梨别名"森林奶油"，因为酪梨的果肉含有大量的脂肪，约占20%的比例。但是酪梨的脂肪大部分属油酸之类的不饱和脂肪酸。这些脂肪成分中，特别是油酸具有减少坏胆固醇、增加好胆固醇的作用，因此能帮助血管变得强韧。

　　此外，酪梨也含有丰富的钾和镁等营养成分，每100g的果肉含有720mg被称作"天然降压剂"的钾，在水果、蔬菜中排名冠军。除此以外，每100g的果肉含有530mg的丰富食物纤维，也有助于促进钠的排泄。

　　酪梨还含有丰富的能防止坏胆固醇氧化的 β–胡萝卜素、维生素C、维生素E。β–胡萝卜素与油具有良好的亲和性，所以与优质的脂质油酸一起摄取，吸收效率更佳。

　　酪梨的热量较高，因此一天的食用量以半颗为佳。

## 值得关注的食材 ⑮
### 香蕉（钾、镁）

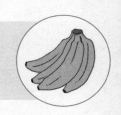

香蕉的营养价值很高，在体内能立即转换成热量，而且只要剥了皮马上就能吃，非常方便，是忙碌时极佳的能量补给来源。

香蕉除了是优质的碳水化合物外，还含有丰富的钾。每100g 香蕉含有 360mg 的钾，是苹果或橘子含量的 2~3 倍。除此之外，香蕉丰富的食物纤维也能帮助身体将钠排出体外。香蕉除了含钙外，也包含丰富的调节血压不可或缺的镁。

香蕉当中还有一种受人瞩目的成分"褪黑激素"（melatonin），褪黑激素是一种能放松身心、稳定情绪的激素，同时还有助于去除活性氧，强壮血管，发挥稳定血压的作用。

不过香蕉的热量较高，因此注意不要摄取过量。一天以 1 根（约 100g）为佳。

# 值得关注的食材 ⑯
## 苹果（果胶、钾）

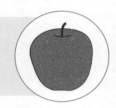

苹果是知名的健康水果。事实上，在高血压病患较多的日本东北地方，经常食用苹果的地区，其高血压的发病率也比较低。

苹果之所以有助于降血压，是因为含有钾以及食物纤维"果胶"。每100g的苹果钾含量为110mg，数值并不高，但是和果胶产生相乘效果，就能够提高降血压的功效。水溶性食物纤维的果胶在苹果中是与钾结合在一起，但是一旦进入体内就会与钾分开，与钠结合一起排出体外。从果胶中脱离出来的钾在肠道内会重新被吸收，帮助身体将血液中的钠排泄出去。换句话说，钾与果胶在体内对促进钠的排出能产生双重效果。除此之外，果胶还具有降低胆固醇的作用。

果胶多存在于果皮当中，建议将苹果皮清洗干净后连皮带肉一起食用。苹果皮的红色色素还具有抗氧化作用，含有丰富的多酚，有助于对抗血管的老化。

# 值得关注的食材 ⑰
## 纳豆（钾、纳豆激酶）

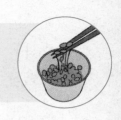

　　纳豆几乎完整保存了原料大豆中的养分，其最大特色是容易消化。纳豆经过发酵后，含有对健康有益的特殊成分，而且纳豆基本上都直接食用，不会因为加热损及营养成分。

　　一般所知的纳豆特殊营养成分称作"纳豆激酶"。纳豆激酶是一种酵素，具有阻碍血液凝结的作用，所以能预防血管中出现血栓，即使有血栓正在形成，也会被溶解。纳豆激酶能促进血液循环顺畅，保护血管，让"血液清澈"。而且纳豆菌所产生的酵素"蛋白质水解酶"（protease）在分解大豆蛋白质的过程当中，也会产生抑制血压上升的物质。此外，纳豆含有丰富的钾，每 100g 纳豆中钾的含量为 660mg。

　　一天食用 1 包（约 50g）的纳豆，有利健康。不过要小心在食用时不要添加太多酱油，否则会吸收多余的盐分，反而导致血压上升。

# 值得关注的食材 ⑱
## 海藻类（藻酸、钾）

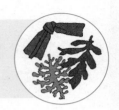

　　海藻类食物的特色是低热量，可以防止肥胖。另外一个特色是含有钾、钙、镁等丰富的矿物质以及食物纤维。钾能促进身体将钠排出体外，镁与钙能调节肌肉的运作，保持血压稳定。

　　此外，海藻类食物含有水溶性食物纤维的一种"藻酸"（alginic acid）与"褐藻素"（fucoidan），也具有抑制血压上升的功能。藻酸在食物中是以与钾结合的形式存在，但是进入肠道内就会离开钾，与钠结合一起排出体外。而且分开后的钾还会继续促进钠的排泄。褐藻素不仅能抑制血压上升，还具有抑制血糖值上升、促进肝功能、增强免疫力的效果。此外，海藻类所含的氨基酸"层粘连蛋白"（laminin），也能强壮血管。海藻类食材以沙拉或醋腌的方式食用，胜过以酱油卤煮，对身体健康更有帮助。

# 值得关注的食材 ⑲
## 鱿鱼、章鱼、虾子（牛磺酸）

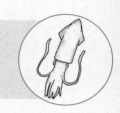

　　鱿鱼、章鱼、虾子、贝类等食物含有丰富的"牛磺酸"。牛磺酸是一种能有效消除疲劳的氨基酸，而且具有降低血液胆固醇的作用。牛磺酸能提高肝脏功能，促进身体利用胆固醇生成胆汁酸。当胆汁酸的分泌旺盛，自然就能降低胆固醇。

　　牛磺酸同时还能抑制升压物质"儿茶酚胺"（catecholamine）的分泌。身体在遇到压力或兴奋时会释放儿茶酚胺，刺激血管收缩。牛磺酸能减少这类释放作用，保持血压稳定。此外，牛磺酸还具有抑制交感神经的作用，能有效改善因摄取过量盐分而导致的高血压症状。

　　鱿鱼、章鱼、虾子、贝类都属于低热量食品。鱿鱼含有有益健康的 EPA 与 DHA，贝类含有丰富的铁、锌等矿物质以及B 族维生素，营养丰富。

# 值得关注的食材 ⑳
## 鱼（EPA、DHA）

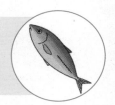

　　鱼当中所含的"EPA""DHA"，有助于改善记忆力，预防失智症，被视为"有益头脑"的成分。

　　EPA 与 DHA 属于多价不饱和脂肪酸类的脂肪，具有常温下不凝结的特性，也因此不容易堆积在体内。

　　此外，EPA 与 DHA 有防止血小板凝结，溶解血酸的作用。同时，EPA 与 DHA 还具有减少甘油三酯，减少坏胆固醇，增加好胆固醇的作用，可帮助血液"变得清澈"。另外，EPA 与 DHA 还能缓解压力所造成的血压上升问题。

　　鱼肉含有丰富的钾，有助于改善血压。但 EPA 与 DHA 容易氧化，而且一加热就容易从鱼肉中溶出，因此吃鱼时最好吃新鲜的生鱼片。若要烹煮，建议搭配蔬菜，让蔬菜吸收鱼肉流出的汤汁。

# 防止高血压食谱

## 黑糖黄豆粉牛奶

牛奶的寡肽（oligopeptide）能防止血压上升，黄豆粉的大豆异黄酮可预防动脉硬化。再加上富含矿物质的黑糖，让饮品的口感温和甘甜。

● 材料 ●

黑糖……1 大匙　　黄豆粉……1 大匙
牛奶……200ml

● 做法 ●

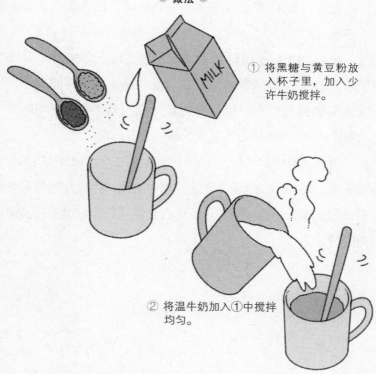

① 将黑糖与黄豆粉放入杯子里，加入少许牛奶搅拌。

② 将温牛奶加入①中搅拌均匀。

# 黑芝麻豆浆可可

芝麻的芝麻素具有降低血压的功效，黑芝麻中含量丰富的一种多酚 "花青素" 具有强力的抗氧化作用。豆浆则具有豆类原有的营养。

## ● 材料 ●

可可……1 大匙　　黑芝麻粉……1 小匙　　豆浆……200ml

※ 若喜欢亦可加入低聚糖……1 小匙

## ● 做法 ●

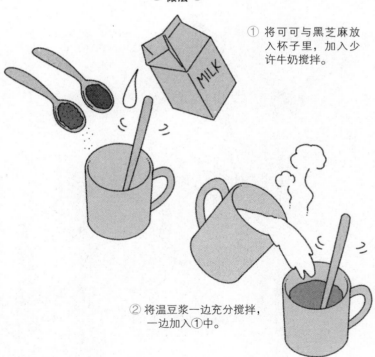

① 将可可与黑芝麻放入杯子里，加入少许牛奶搅拌。

② 将温豆浆一边充分搅拌，一边加入①中。

# 抹茶牛奶

牛奶含有丰富的钙与酪蛋白。酪蛋白在体内会转换成能够稳定血压的物质。抹茶具有能预防"代谢综合征"的儿茶素，以及稳定血压的GABA。

● 材料 ●

抹茶······2 大匙 牛奶······200ml
※ 若喜欢亦可加入低聚糖······1 小匙

● 做法 ●

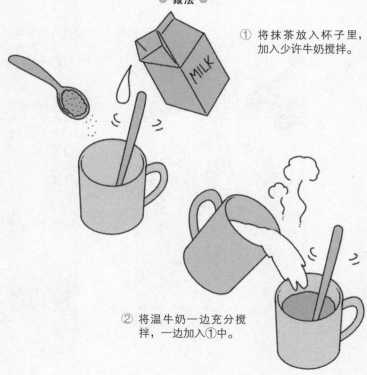

① 将抹茶放入杯子里，加入少许牛奶搅拌。

② 将温牛奶一边充分搅拌，一边加入①中。

# 猕猴桃香蕉酸奶奶昔

香蕉含有丰富的钙、镁以及食物纤维。酸奶能帮助生成扩张血管的物质，还能促进肠道将胆固醇排出体外。

## ● 材料 ●

猕猴桃……1 个　香蕉……1/2 根
酸奶……50g　水……50ml　冰块……约 3 块

## ● 做法 ●

① 猕猴桃、香蕉去皮，
　切成一口大小。

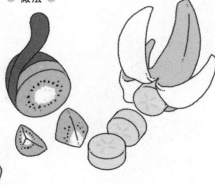

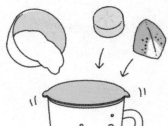

② 将所有材料放入果汁机
　中打成汁。

※ 若没有果汁机，可以直
　接磨碎，或用叉子的背
　面压成泥混合。

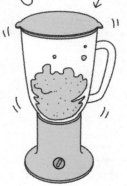

# 香蕉黑糖沙瓦

香蕉的含钙量在水果中排名第一。醋含有各种有机酸，具有能促进血液循环、防止坏胆固醇氧化、强壮血管等功效。

● 材料 ●

香蕉……1根　黑糖……60g

苹果醋……60ml※ **此分量约可做成4杯。**　牛奶……200ml

● 做法 ●

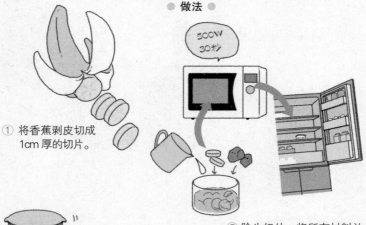

① 将香蕉剥皮切成1cm 厚的切片。

500W
30秒

② 除牛奶外，将所有材料放入耐热容器中，以微波炉500瓦加热30秒。
稍微冷却后，将材料放入冰箱冷藏。

MILK

③ 以果汁机搅拌，每一大匙加入200ml 的牛奶。
※ 若没有果汁机，可以直接磨碎，或拿叉子背面压成泥混合。

# 苹果汁

苹果所含的食物纤维果胶能促使钾将钠排出体外。苹果皮含有丰富的果胶以及能强壮血管的多酚。

● 材料 ●

苹果······1 个　低聚糖······1 大匙
苏打水······200ml

● 做法 ●

① 将苹果洗干净，去除果核，带皮一起磨碎或以果汁机打碎。

or

② 加入低聚糖，搅拌均匀后加入苏打水稀释。

# 芒果酸奶饮料

芒果的维生素 C、维生素 E 含量特别丰富。强力的抗氧化作用能防止坏胆固醇的氧化。酸奶具有稳定血压的效果以及降低胆固醇的作用。

● **材料** ●

芒果……1/2 个　牛奶……150ml　酸奶……50g

低聚糖……1 小匙

● **做法** ●

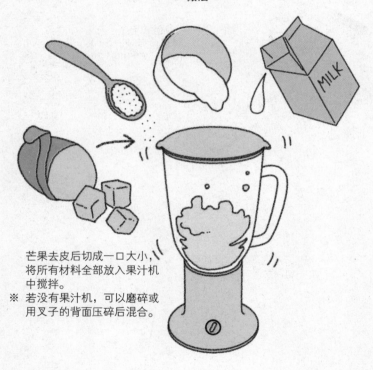

芒果去皮后切成一口大小，将所有材料全部放入果汁机中搅拌。

※ 若没有果汁机，可以磨碎或用叉子的背面压碎后混合。

# 番茄黑醋汁

番茄的 β–胡萝卜素、茄红素具有强力的抗氧化作用，能防止坏胆固醇氧化。番茄也是"天然的降压剂"，含有丰富的钾。

● 材料 ●

番茄汁······200ml 黑醋······1 小匙

● 做法 ●

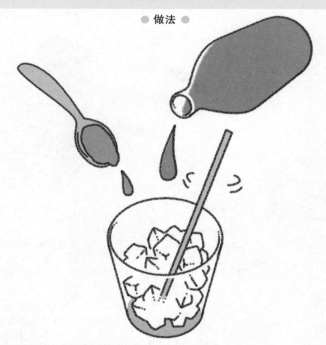

将番茄汁与黑醋倒入加有冰块的玻璃杯中搅拌均匀。
※ 若嫌太酸不易入口，可以将 200ml 的番茄汁减为 100ml，再加入 100ml 的苹果汁代替。

# 苦瓜酸奶奶昔

苦瓜不仅含钾，还含有能降血压与血糖值的成分。添加水果、牛奶和酸奶，能增加口感，还能同时摄取多种营养。

## ● 材料 ●

苦瓜……1/4 根　猕猴桃……1/2 个
菠萝……20g　酸奶……50g
牛奶……100ml　水……50ml　低聚糖……1 大匙

## ● 做法 ●

① 将苦瓜内的白色膜去除后切成薄片，泡水以中和苦味。

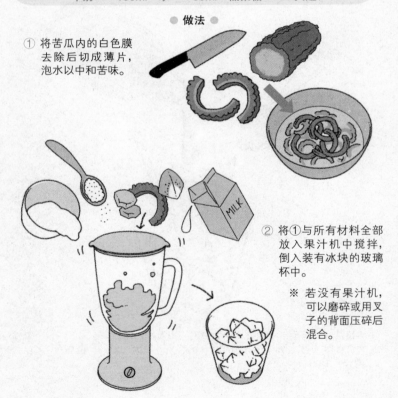

② 将①与所有材料全部放入果汁机中搅拌，倒入装有冰块的玻璃杯中。

※ 若没有果汁机，可以磨碎或用叉子的背面压碎后混合。

# 酪梨冰沙

水果中含钾最高的是酪梨。这道饮品可以轻松吸收香蕉中的镁和葡萄柚中的维生素 C。

● 材料 ●

酪梨······1/2 个　香蕉······1/2 根
葡萄柚······1/2 个　牛奶······200ml

● 做法 ●

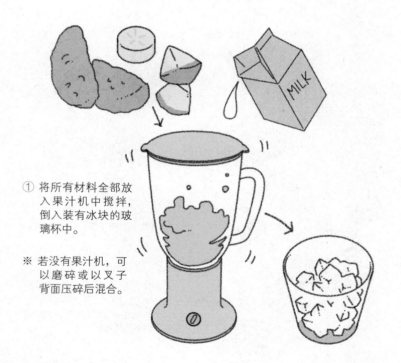

① 将所有材料全部放入果汁机中搅拌，倒入装有冰块的玻璃杯中。

※ 若没有果汁机，可以磨碎或以叉子背面压碎后混合。

# 山药薄片与芝麻、紫苏、洋葱片

根茎类食物富含钾，以及矿物质、维生素等营养成分。山药黏稠的成分黏蛋白能促进身体将胆固醇排出体外。洋葱的槲皮素也能让血液变得清澈不黏稠。

### ◉ 材料 ◉

山药……100g　青紫苏……3 片　洋葱……1/4 颗
大蒜……1/4 片　柠檬……1/6 颗
低盐酱油……1 小匙（含盐量约 0.5g）
特级冷压橄榄油……2 小匙
炒过的芝麻……1 大匙　水芹……少许

### ◉ 做法 ◉

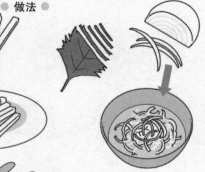

① 将山药去皮后，顺着纤维切成细条，排在盘子里。

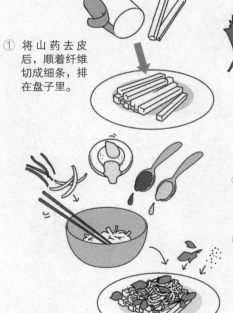

② 将青紫苏切碎，洋葱切成细丝后泡水。

③ 将②与磨碎的大蒜、酱油、橄榄油混拌后，淋在①上，再撒上芝麻与水芹，淋上适量的柠檬汁。

# 杏鲍菇生鱼片洋葱片

菇类食物含有助通便的食物纤维和能预防、改善肥胖的 B 族维生素，以及丰富的钾等营养成分。杏鲍菇则含有帮助身体吸收钙质的维生素 D。

### ● 材料 ●

杏鲍菇……2 条　洋葱……1/2 颗　水芹……1/4 根
山葵……少许　低盐酱油……1 小匙（含盐量约 0.5g）

### ● 做法 ●

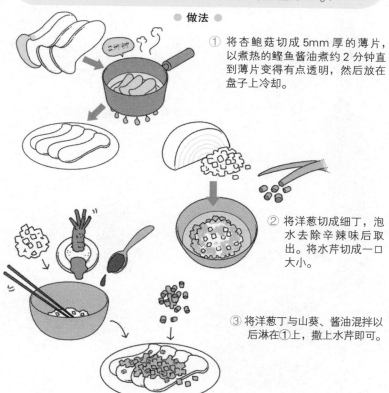

① 将杏鲍菇切成 5mm 厚的薄片，以煮热的鲣鱼酱油煮约 2 分钟直到薄片变得有点透明，然后放在盘子上冷却。

② 将洋葱切成细丁，泡水去除辛辣味后取出。将水芹切成一口大小。

③ 将洋葱丁与山葵、酱油混拌以后淋在①上，撒上水芹即可。

# 萝卜柑橘沙拉

柑橘含有丰富的维生素C，萝卜含有预防血栓发生的成分。做成沙拉就能轻松摄取这些营养素。萝卜的辣味因为柑橘的水果酸味而变得温和，也更容易入口。

### ● 材料

萝卜……1/4 根（约 200g）　柑橘……1 个
萝卜缨……1 包　盐……少许（约 0.3g）

### ● 做法

① 将柑橘剥皮，取 1 大匙的果汁，然后将剩余的果肉取出备用。

② 将萝卜切丝，用盐抓一下。

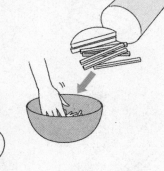

③ 将①的柑橘汁淋在②上混拌一下，然后加入①的柑橘果肉和萝卜缨、萝卜丝搅拌均匀。

# 醋腌清爽番茄小黄瓜

小番茄比一般番茄含有更多的钾、β－胡萝卜素。醋腌料理含有醋丰富的营养成分，有益健康。调味时虽然减少用盐，但是有了番茄与醋的酸味，口味一样好吃。

### ● 材料 ●

小黄瓜……1 根　小番茄……6~8 颗　姜……1 小块
米醋……2 大匙　砂糖……1 小匙
低盐酱油……1/2 小匙（盐分约 0.3g）

### ● 做法 ●

① 将小黄瓜拍碎，切成一口大小，拿掉小番茄的蒂，切成两半备用。

② 将米醋、砂糖、低盐酱油倒入大碗中充分搅拌，让糖融化，然后放入①以及切成细丝的姜，搅拌一下。

※ 最后若加上余烫过的切花鱿鱼也很清爽可口。

# 莴苣辣炒香蒜

橄榄油含有大量能降低坏胆固醇的油酸。大蒜富含能够防止血小管凝固的蒜素。意大利红酒醋（Aceto Balsamico）的酸味能够使料理提味。

● **材料** ●

莴苣……1/2 个　橄榄油……1 大匙
大蒜……1 片　辣椒……1/2 根　意大利红酒醋……1 大匙
低盐酱油……1 小匙（盐分约 0.5g）

● 做法 ●

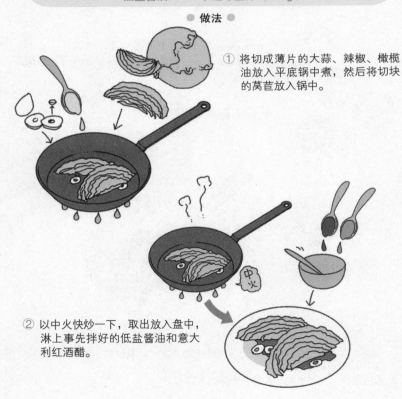

① 将切成薄片的大蒜、辣椒、橄榄油放入平底锅中煮，然后将切块的莴苣放入锅中。

中火

② 以中火快炒一下，取出放入盘中，淋上事先拌好的低盐酱油和意大利红酒醋。

# 南瓜苹果沙拉

南瓜含有丰富的食物纤维、钾、维生素E。苹果所含的钾与果胶有助于维持血压。
这道沙拉中还有口感十足、维生素E含量丰富的杏仁。

### ● 材料 ●

南瓜……1/6 颗（约100g）

苹果……1/4 颗

杏仁片……1 大匙　杏仁粉……2 小匙

橄榄油……1 大匙　盐……少许（约 0.3g）

肉桂粉……1/4 小匙（撒 2~3 次）

葡萄干……1 大匙

### ● 做法 ●

① 将南瓜切成一口大小，以微波炉加热
使其变软，或者是汆烫一下。若以汆
烫方式，须将水沥干。趁热与切成厚
度 5mm 椭圆块状的苹果拌在一起。

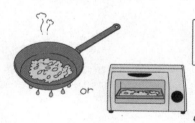
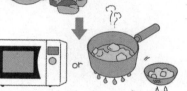

② 将杏仁片以烤箱或平底锅干烤直到
呈金黄色为止。

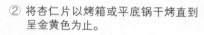
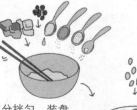

③ 将①与剩余的材料一起放入大碗中充分拌匀，装盘
后撒上②。

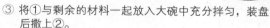

# 马铃薯炖番茄

马铃薯含有丰富的钾和维生素C。番茄的 β–胡萝卜素、果胶，以及马铃薯的维生素C，让这道菜具有很强的抗氧化作用。

## ● 材料 ●

马铃薯⋯⋯中型大小3颗　番茄⋯⋯2颗　罗勒⋯⋯2片
大蒜⋯⋯1片　橄榄油⋯⋯1大匙
番茄酱⋯⋯1大匙（盐分约0.5g）

## ● 做法 ●

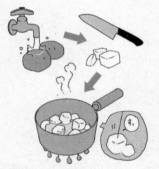

① 将马铃薯洗干净，切成一口大小，煮到筷子可以轻易刺穿的程度。

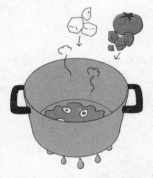

② 在锅里将切片的大蒜和橄榄油炒热，然后把沥干水的①和切成大块的番茄加入，稍微煮一下。

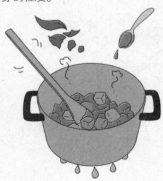

③ 加入撕碎的罗勒与番茄酱，搅拌一下即可。

# 芝麻莲藕

莲藕所含的维生素 C 即使加热也不容易遭到破坏，而且含有丰富的钾、食物纤维。芝麻含有能强壮血管以及降血压的成分。

● **材料** ●

莲藕……200 g　橄榄油……1 小匙

辣椒……1/2 根　本味啉……1 小匙

低盐酱油……1 小匙（盐分约 0.5 g）　炒过的芝麻……1/2 小匙

● **做法** ●

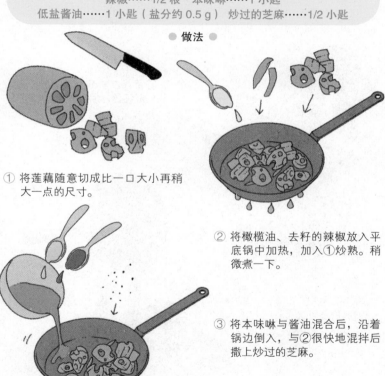

① 将莲藕随意切成比一口大小再稍大一点的尺寸。

② 将橄榄油、去籽的辣椒放入平底锅中加热，加入①炒熟。稍微煮一下。

③ 将本味啉与酱油混合后，沿着锅边倒入，与②很快地混拌后撒上炒过的芝麻。

## 综合辛香料调味冷豆腐

此道菜可以轻松大量地摄取到综合辛香料的各种营养素以及豆腐的蛋白质、钾、大豆异黄酮等。完成后淋上热芝麻油，风味独特。

### ● 材料 ●

木棉豆腐……1/2 块

蘘荷……1 个 ※ **季节性食材，有时候没有也可以**　紫苏……3 片

姜……切细丁 1 小匙　葱……3cm

水果醋……1 小匙（盐分约 0.5g）　芝麻油……少许

### ● 做法 ●

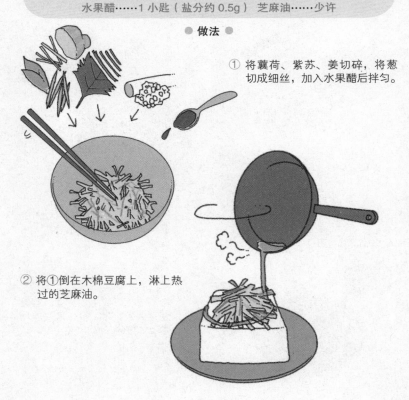

① 将蘘荷、紫苏、姜切碎，将葱切成细丝，加入水果醋后拌匀。

② 将①倒在木棉豆腐上，淋上热过的芝麻油。

# 豆类罐头拌奶酪沙拉

　　洋葱的硫化合物具有净化血液的效果，豆类罐头含有各种豆类的营养，奶酪的味道搭配柠檬与腌小黄瓜非常开胃。

● **材料** ●

综合豆类罐头……1 罐（约 150g） 洋葱……1 颗

奶酪……60g 柠檬……1/4 颗

腌小黄瓜……1 根 大蒜……1/2 片 西洋香菜……少许

盐……1/4 小匙 橄榄油……1 小匙

● **做法** ●

① 将豆类的水分沥干，洋葱切细丁泡水（水必须沥干）。

② 将腌小黄瓜、大蒜、西洋香菜切成细丁。

③ 将所有材料加入奶酪，搅拌均匀，淋上柠檬汁。

# 菠菜豆腐煎蛋

菠菜含有丰富的 β-胡萝卜素、果胶、钾。橄榄油含有丰富的油酸。以豆腐代替肉馅对健康有益。

### ● 材料 ●

菠菜……2 根　洋葱……1 颗
木棉豆腐……1/4 块　维也纳香肠……1 根
番茄酱……1 大匙（盐分约 0.5g）
蛋……2 颗　牛奶……3 大匙　橄榄油……1 小匙

### ● 做法 ●

① 取一个小平底锅，将橄榄油加热，将切薄片的维也纳香肠与洋葱一起翻炒。

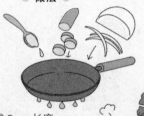

② 将①的洋葱炒软后，将切成 3cm 长度沥干的菠菜和切成 2cm 小丁的木棉豆腐一起继续炒。

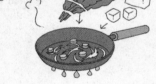

③ 在大碗中倒入牛奶与蛋拌匀，倒入②中，用长筷在锅中搅拌转动，将双面煎熟。

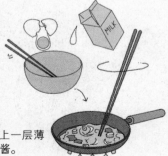

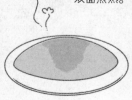

④ 装盘，涂上一层薄薄的番茄酱。

# 白肉鱼蒸海藻

EPA、DHA 这些鱼油对大脑有益，同时也能让血液"清澈"。鱼油加上大量的洋葱，以及含钾丰富的海藻，就成了一道营养菜。

### ● 材料 ●

白肉鱼……2 切片（约 100g） 洋葱……1 颗
卷心菜……1/8 颗 海带……10g
海藻……1 把 百里香……2 株
酒……1 大匙 柠檬……1/4 颗 盐……少许（约 0.3g）

### ● 做法 ●

① 将切成薄片的洋葱排在平底锅里，铺上海带，摆上撒了盐的白肉鱼，再铺上百里香后撒一点酒。

② 将切成细丝的卷心菜、海藻、切成薄片的柠檬依序摆上，盖上锅盖蒸煮。

# 芜菁佐虾子炒香菜

虾子富含牛磺酸，与芜菁味道非常搭配。芜菁含有大量的钾、钙，再加上大蒜与辣椒调味，就成了一道充满异国风味的料理。

## ● 材料 ●

芜菁……3 个　虾子……4 只　香菜……1/2 把
橄榄油……1 小匙　大蒜……1/2 片
辣椒……1/2 根　盐……少许（约 0.3g）

### ● 做法 ●

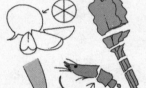

① 将芜菁切成 6 等份的椭圆块状，如果有芜菁叶子，将叶子切碎备用。将虾子剥壳，在背上切一刀，取出肠泥。

② 将去芯切片的大蒜与洗干净切丝的香菜、橄榄油、去籽的辣椒一起放入平底锅翻炒，然后放入虾子。等虾子开始变红，加入芜菁叶与芜菁快炒。

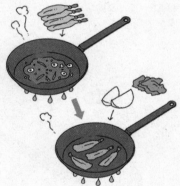

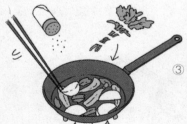

③ 虾子熟了后，撒盐，加入香菜拌匀。

# 乌贼卷

魷鱼与章鱼含有丰富的牛磺酸，能消除疲劳，同时将胆固醇排出体外。纳豆与山药能提升活力并稳定血压。

## ● 材料 ●

魷鱼……1 碗　山药……5cm　秋葵……2 条
纳豆……1 盒　青紫苏……4 片　炒过的芝麻……1 小匙
低盐酱油……1 小匙（盐分约 0.5g）　烧海苔……4 片

## ● 做法 ●

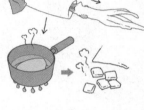

① 将魷鱼皮剥掉，去除内脏洗干净，余烫后切成 7mm 大的小丁。

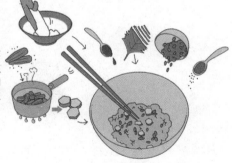

② 山药削皮后磨成泥，将秋葵用盐抓一下后余烫，切成 1mm 厚的圆片，青紫苏切碎后，与纳豆、酱油、芝麻一起加入①混拌。

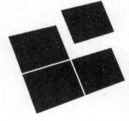

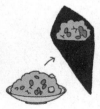

③ 将烧海苔分成 4 等份，放在餐桌上，将②包在里面食用。

# 黏浆鲔鱼

山药中所含的钾与黏蛋白会与胆固醇结合在一起排泄掉。酪梨在水果中含钠量最高。这道菜用山葵提味，风味十足。

鲔鱼……1 小片　酪梨……1 颗　山药……5cm
山葵……少许　低盐酱油……1 小匙（盐分约 0.5 g）　海苔……适量

● 做法 ●

① 将鲔鱼切成 1cm 大小的小丁，酪梨、山药切成 7mm 的小丁，放入碗中。

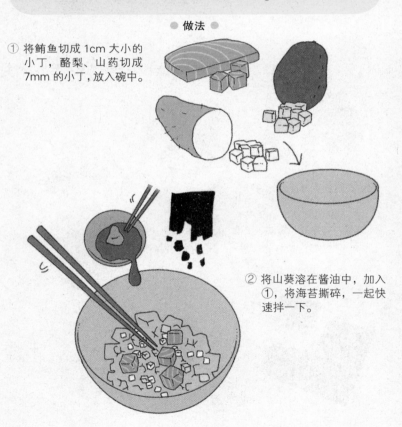

② 将山葵溶在酱油中，加入①，将海苔撕碎，一起快速拌一下。

# 蒸鸡肉搭爽口紫苏酱

鸡胸肉营养丰富，热量很低。口味清爽的酱汁中添加了富含钾与 β-胡萝卜素的紫苏，让这道菜口味独特。

● 材料 ●

鸡胸肉……1 片　洋葱……1 颗　白葡萄酒……2 大匙
青紫苏……4 片　腰果……3 颗
橄榄油……2 大匙　大蒜……1/2 片
盐……少许（约 0.3g）

● 做法 ●

① 将切成圆圈状的洋葱铺在平底锅内，放入鸡胸肉，淋上白葡萄酒，盖上盖子蒸煮。然后切成一口大小装盘。

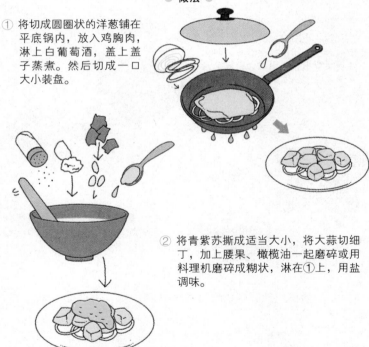

② 将青紫苏撕成适当大小，将大蒜切细丁，加上腰果、橄榄油一起磨碎或用料理机磨碎成糊状，淋在①上，用盐调味。

# 豆子咖喱

这道咖喱菜以鹰嘴豆为主，充满了独特的口感，当然也能摄取到大量豆类的营养。香料的辣味十足，能减少盐的用量。

## ● 材料 ●

鹰嘴豆……1 杯（氽烫过）　洋葱……1 颗（中型）
大蒜……1/2 片　辣椒……1/2 根
孜然粉……1/2 小匙　橄榄油……1 小匙　番茄罐头……1 杯
乌斯特黑醋酱（Worcester sauce）……1 小匙（盐分约 0.5g）
咖喱粉……2 小匙　盐……1 小匙

## ● 做法 ●

① 在锅里加入橄榄油、拍碎的大蒜、辣椒、孜然粉，加热爆香，等大蒜香味飘出就取出辣椒，然后放入切成碎丁的洋葱拌炒。

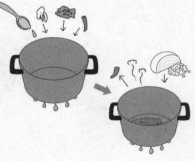

② 等到洋葱炒成焦黄后，加入鹰嘴豆、番茄罐头、乌斯特黑醋酱、咖喱粉，然后以小火炖煮 30 分钟，以少许的盐调味即可。

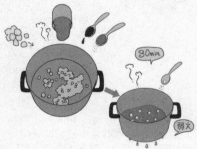

## 降低用盐的咖喱粉　※ 家里随时准备一些，十分方便。

### ● 材料 ●

姜黄……1 大匙　孜然粉……2 大匙
韩国辣椒粉……2 大匙　红辣椒粉……1 大匙

# 南瓜咖喱

南瓜的甜味意外地与咖喱非常对味。南瓜含有能帮助身休排钠的钾与防止胆固醇氧化的维生素 E、β－胡萝卜素。

## ● 材料 ●

南瓜……1/2 颗　洋葱……1 颗（中型）　辣椒……1/2 根
孜然粉……1/2 小匙　橄榄油……1 小匙
番茄罐头……1 杯　水……1 杯
咖喱粉……2 小匙　盐……少许（约 0.3g）
乌斯特黑醋酱……1 小匙（盐分约 0.5g）

## ● 做法 ●

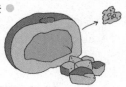

① 将南瓜去籽，切成一口大小。

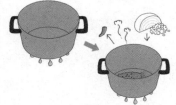

② 橄榄油、孜然粉、辣椒放入锅中加热。油热了以后取出辣椒，将洋葱切丁放入翻炒。

③ 等洋葱炒到变透明，加入南瓜轻轻炒一下，加入水、番茄罐头、咖喱粉、乌斯特黑醋酱熬煮。

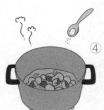

④ 南瓜熟了以后，加盐调味。

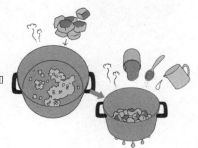

# 马铃薯辣炒豌豆

咖喱与大蒜的香味能突显马铃薯的甘甜。使用大量的豌豆，让整道菜营养均衡。

● 材料 ●

马铃薯……2 颗（中型）
豌豆……1/2 杯（若使用罐头则为 1 罐）
咖喱粉……1 小匙　大蒜……1/2 片
盐……少许（约 0.3g）　橄榄油……1 小匙

● 做法 ●

① 将马铃薯削平，切成一口大
小煮熟，豌豆汆烫后备用。

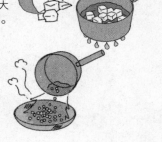

② 在平底锅中放入拍碎的大蒜与橄榄油爆香，
然后放入①炒一下。

③ 在②中加入咖喱粉继续炒，然
后加盐调味。

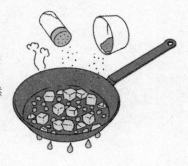

# 番茄汤

番茄汤可以轻松摄取到番茄中的钾与洋葱中的硫化合物。做法简单，即使是忙碌的早晨也非常适合。爽口的同时能尝到蔬菜的美味，是蔬菜类汤品的招牌菜。

## ● 材料 ●

洋葱……1 颗　番茄……1 颗（中型）　大蒜……1/2 片
低盐清汤粉……7g（盐分约 0.9g）　水……350ml
橄榄油……1/2 小匙　胡椒……少许

## ● 做法 ●

① 将橄榄油与拍碎的大蒜放入锅中炒热，然后放入切成薄片的洋葱。

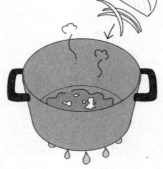

③ 倒入汤碗后，稍微撒一些胡椒。

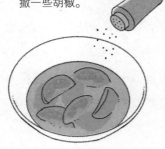

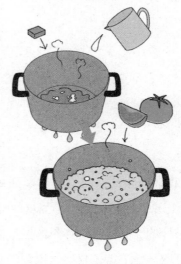

② 将水与清汤粉加入①中，煮开后放入切成半圆块的番茄煮一下。

# 让信手拈来的食材轻松变成美食

除了前述食谱部分所介绍的料理外，还有一些使用有助于血压、血管以及血液循环的食材所调理的食物、饮品。

在此介绍"醋腌黑豆""海带水""香菇水"三种。这三种食物制作简单，每天都可以吃一些、喝一些，对血管、血压与血液循环十分有益，而且这些食物、饮品的食材都是唾手可得的材料。

●醋腌黑豆 "醋腌黑豆"是将黑豆浸泡在醋里制作而成。黑豆除了具备一般大豆的营养成分外，还含有比大豆多约 2 倍的"大豆异黄酮"，以及具有强力抗氧化作用、能让血液变得"清澈"的黑色素"花青素"等，所以在营养价值上胜过普通大豆。

制作方法是，挑选一个非氟化树脂制造的平底锅，放入黑豆，以中火炒 5 分钟。等豆皮裂开、散发出香味后，把火关小，再翻炒约 5 分钟。将炒熟的黑豆装入容器中，加入醋盖过所有黑豆后，盖上盖子封好。黑豆会吸收醋，醋的量减少以后再新加入醋。等豆子吸饱了醋以后就大功告成。每天建议食用量为5~10颗。

●**海带水** "海带水"只要将海带切好放入水中即可。这样，可让海带等海藻类所含的特有成分"藻酸"以及"褐藻素"溶入水中，轻松取得。制作方法是将切成5~6cm长的海带兑一杯水浸泡一晚，待早晨取出海带即可饮用。浸泡过的海带还可切成小片后用于菜肴的烹煮。

●**香菇水** 制作方法与"海带水"相同，将一片干燥的香菇装在一杯水中浸泡一晚，隔天有效成分已溶入水中，饮用即可。菇类含有丰富的维生素B，但是香菇除了维生素B外，也含有香菇特有的成分"香菇嘌呤"。香菇嘌呤会抑制导致血压上升的"儿茶酚胺"的分泌，因此能预防高血压发生。将香菇浸泡成香菇水，就能让烹调时容易溶出流失的水溶性香菇嘌呤完全被人体摄取。

## 对食盐的敏感性

盐分影响血压变化的程度因人而异。例如餐饮中持续减少盐分摄取，有的人在短时间内就能看出成果，有些人却迟迟不见成效。对盐分会产生敏感反应的体质称作"高盐敏感性"，迟迟看不出成效的体质称作"低盐敏感性"。研究人员至今尚不清楚为什么会出现"高盐敏感性"与"低盐敏感性"这样的差异，而且也还未建立一套判别这种对食盐敏感程度的方法。

这两种类型的体质中，低盐敏感性体质的人对高血压需特别注意。因为这类人在努力降低餐饮中的食盐摄取量后，往往因为见不到效果而半途而废。此外，在摄取盐分后也不会立即反映出血压上升，所以也特别容易轻忽大意，摄取了过多盐分。

而且不论对食盐的敏感性如何，只要摄取了盐分，一定都会导致血液中的盐分浓度上升。长期来看，过度摄取盐分很容易导致心脏与脑部血管发生疾病。因此，不管对食盐的敏感性是高是低，都必须减少盐分的摄取。

# 第3章

## 预防高血压②
## 运动

# 运动的效用

改善高血压症状除了通过每日饮食适度改善外，同时也必须持续运动。

运动有助于改善、消除肥胖。不必说，读者都了解血压高会产生不良的影响。但是除了改善、消除肥胖外，适度的运动也能直接产生降血压的效果。运动的降血压效果可分为"急性效果"与"慢性效果"。

所谓的"急性效果"是指在运动以后，血压暂时下降的现象。运动以后，血压在 12 小时之间，收缩压平均会下降 18～20 mmHg，舒张压平均下降 7～9 mmHg。

运动的"慢性效果"是指在持续运动之下，血压能长期保持稳定的效果。降低的幅度收缩压平均约 10 mmHg，舒张压平均约 8 mmHg，保持在一个稳定状态。而且运动能抑制动脉硬化，减少心肌梗死发作的风险。

运动能降低血压的原因如下：

●末梢血管扩张，血液循环改善。

●运动的效果提升了肌肉从血液取得氧气的能力，减轻心脏的负担。

●运动的结果让脂肪细胞缩小，抑制了会造成血压上升的激素分泌，而且相对地刺激降血压的激素与让血管扩张的物质等分泌。

适度的运动除了能降低血压外，还能让血管内不易出现血栓，减少胆固醇与甘油三酯，降低血糖值。这些效果对血管与血压都能带来正面的影响。

# 适合高血压病患的运动
## 有氧运动与无氧运动

尽管运动能产生降低血压的效果，但并非所有的运动都适用。运动分为"有氧运动"和"无氧运动"两种，其中适合高血压病患采用的是有氧运动。

有氧运动指的就是一边呼吸一边做运动。进行有氧运动时，血管最内侧的膜（血管内膜）会受到血液流动增加的刺激，产生一氧化碳。所产生的一氧化碳能放松血管，扩张血管，促进血液循环。有氧运动对降低血压的效果，已经由日本福冈大学的荒川规矩男荣誉教授研究证实。在他的研究中发现，高血压病患每天进行30分钟能让心跳加速到每分钟120下的运动，在第一周或第二周血压就能降低。

走路、轻松的慢跑、骑脚踏车、游泳（水中步行）等都属于有氧运动。它们共同的特征就是一边呼吸一边使用全身的肌肉运动。

相反，无氧运动是指暂时憋气、用力地运动。这类运动由于暂时停止呼吸，给予特定部位的肌肉较大的负荷，所以血压会上升。短跑、举重、垂吊、伏地挺身、腹肌训练等都属于无氧运动。这类运动都是在瞬间爆发力量的运动，不适合高血压病患。

除此以外，棒球、足球、网球、高尔夫球这些虽然不属于无氧运动，但也不建议高血压病患去做。因为像棒球、足球这类竞赛运动属于团体的游戏，无法随着自己意愿运动，所以无助于运动量的调节。网球这类求胜败的竞技会让人"亢奋"，这一点也容易对心理产生压力。

高尔夫球的运动量与运动难度（强度）虽然低，但是压力、紧张感、打球人的身体状况容易发生问题。很多打高尔夫球的人都是一大早在睡眠不足的状态下出门，前往远处的高尔夫球场打球，再加上挥球杆时的紧张气氛，对稳定血压来说算是很危险的一种运动。报告中经常可见到病患在打球时，或者是在打完球后，在俱乐部里抽烟、喝酒时疾病发作的例子。

## ● 对血压有益的运动 ●

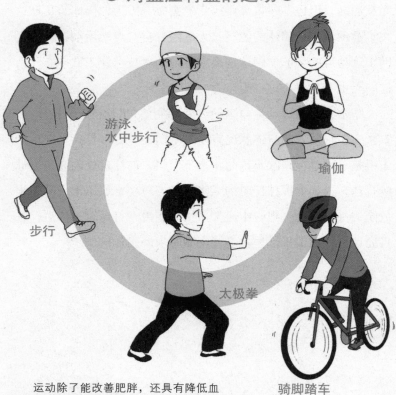

游泳、水中步行

瑜伽

步行

太极拳

骑脚踏车

运动除了能改善肥胖，还具有降低血压的效果。虽然有氧运动适合高血压病患，不过还是得先征得医师的同意再做。

## ● 对血压有害的运动 ●

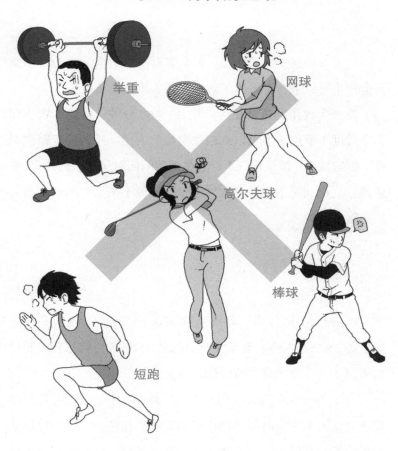

举重

网球

高尔夫球

棒球

短跑

# 有氧运动该做到哪个程度？

尽管有氧运动有益血压，但是若对身体造成太大的负担反而会产生反效果，必须先了解运动量、难度（强度）。

能产生效用的运动量为一次 30 ~ 60 分钟，每周 3 次。在运动难度（强度）上也以"略微困难"为佳。所谓的"略微困难"指的是会"微微出汗"，但在运动的同时保持"仍可交谈"的程度。运动时不能做到"气喘吁吁、说不出话"的程度。若从心跳来看：

（220 – 年龄）× 0.6 = 心跳数目标值

年龄超过 50 岁者，心跳达到 120 下较佳。心跳值是在开始运动 15 分钟左右，测量手腕脉搏数 15 秒钟，将得到的脉搏数乘以 4 倍，也就是 1 分钟的心跳数。

运动还分适合的时段与不适合的时段。不适合的时段是刚起床时，因为这个时间自律神经的控制还在切换当中，身体从睡眠中的副交感神经切换到白天的交感神经。这时候血压不仅很容易突然上升，也是血液容易凝固的时段。

　　适合运动的时间在下午到傍晚的这段时间，最好在气温稳定的时候做运动。

### 持续运动者血压的变化情形

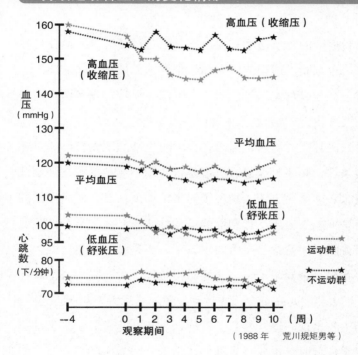

（1988 年　荒川规矩男等）

# 运动时不要太勉强

尽管适度的有氧运动有益血压，但是运动时也要避免自己一人的擅自判断。运动前应先和医师讨论，征得医师的同意。必要时，甚至必须先做过血压、心电图、血液检查等医疗检查确认以后，再开始运动。

经过医师同意以后，当天在运动时也必须观察自己的身体状况与条件，必要时需自己决定是否暂停。运动绝不是强制性的规定，必须灵活决定。别忘了对事情态度认真、做事谨慎的人很容易罹患高血压。长期性的运动疗法还必须配合身体状况的判断，随时注意自己是否快感冒了，或是睡眠不足、腹泻、疲倦等状况是否异于平常，必要时得暂停一次。除了身体状况外，天气太热、太冷时也不要运动，必须注意天气状况。同时，运动当中若出现心悸、晕眩、冒冷汗、想吐等有异于平常的身体不舒服症状时，也应该立即停止运动，请教医师。

要做运动改善高血压时，第一个准则就是先找医师讨论自己的身体状况。

下列条件的人也不适合运动。

●心脏肥大

●冠状动脉异常

●肾脏功能衰退

●严重高血压病患（收缩压超过 180 mmHg，舒张压超过 110 mmHg 的人）

●发现有新的眼底出血状况的人

这些人会因为运动导致症状恶化，或有引发心肌梗死、脑卒中等危险。

# 步行①
## 步行的基础知识

步行可说是最适合改善高血压的有氧运动。步行只需要一双鞋，即使一向不爱运动的人也都能轻松开始。而且步行的速度与步数，可以随着自己的身体状况调节，是一种很好的运动疗法。

步行能提高心肺的功能，降低血压，同时对肥胖、高血糖、高血脂等其他的生活习惯病都能产生预防、改善的效果。

一次步行运动的时间以 30 ~ 60 分钟为佳。每天步行当然有益健康，但是严禁勉强运动。刚开始一周只需 3 次即可。此外，有研究显示中高龄的人只要走 6000 ~ 8000 步就能获得一定的效果，所以不必一下子就定出太高的目标，以免造成腿部、腰部的负担。刚开始从 3000 步起步，然后再逐渐增加步数就好。

最适合步行的时段是血压稳定、气温也稳定的午后时间，若能够在固定时间运动就更为理想。

## ● 步行的正确姿势

脚踏地时脚尖朝上，脚跟先着地。着地以后整个脚尖到大拇指的部分也随之着地，然后再把重心从后脚移到前脚来。当脚趾用力时，会促进整个血液循环直到末梢，对年纪大的人而言，防止跌倒尤其有效。

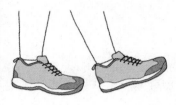

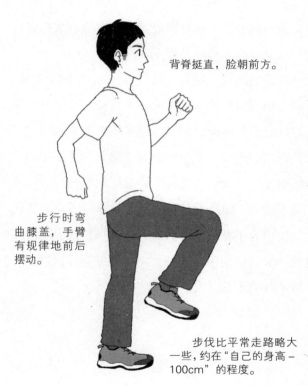

背脊挺直，脸朝前方。

步行时弯曲膝盖，手臂有规律地前后摆动。

步伐比平常走路略大一些，约在"自己的身高－100cm"的程度。

# 步行②
## 步行时的注意事项

步行时注意以下几点更能确保安全。

●**穿着合脚的专用步鞋** 选择鞋底着地时有缓冲效果设计的走路专用鞋，以及穿起来舒适的鞋子。

●**穿着通风吸汗的服装** 服装以具有吸汗、排汗效果为佳。气密性高的服装恐怕会引发脱水的危险，不建议穿。另外，采取多重穿搭的方式能方便体温的调节，也是不错的穿着方式。别忘了带一条擦汗用的毛巾。不同的时段交通状况亦不相同，为了避免交通事故发生，夜间应选择色彩显眼的服装。

●**做好防脱水措施** 流汗会导致身体丧失水分，所以出门前先喝一杯水。途中为了补充水分，最好自己携带水，或准备零钱以便在自动贩卖机购买水。此外，中途在感觉口渴以前，就应该开始少量地补充水分。

## 步行的服装和事前准备

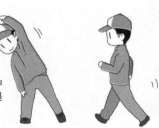

**前后伸展**

走路前、走路后要伸展一下身体，放松腿部与腰部的肌肉。

**冷却一下再停止**

停止时，以 5 分钟时间放慢脚步，让自己冷却下来。

**补充水分**

身体脱水时，血液黏度会升高。为了补充水分，记得准备水或零钱。

**防寒、防热措施**

为了避免突然变冷或中暑发生，应采用多层穿搭的方式，并且准备一顶帽子。

**计步器**

如果有计步器就带着，可以掌握自己走路的步数，也能激励自己。

**毛巾**

别忘了准备一条擦汗用的毛巾。

**步行专用鞋**

挑选一双走路不会脚痛，走起来舒适的专用鞋。

# 其他有氧运动

## 比走路速度还慢的慢速慢跑

除了步行外，还有其他有助于改善高血压的有氧运动。其中包括近年来备受瞩目的慢速慢跑。所谓的"慢速"，跑起来的速度和一般走路差不多，约时速 4 ~ 5km。走路运动时的时速约为 6km，所以慢速慢跑的速度比走路运动还慢。

一般慢跑用到的是快速肌肉，快速肌肉是在无氧运动时使用的肌肉，所以肌肉里容易堆积疲劳物质。不过慢速慢跑运用的不是快速肌肉，所以不会堆积疲劳物质，能够长时间给予全身肌肉适度的刺激。这样的刺激能扩张末梢血管，产生降低血压的效果。慢速慢跑的重点在于步伐较小，后脚不抬高。

## 游泳、水中步行的效果也很高

游泳与水中步行也是有益血压的有氧运动。游泳与水中步行的优点是会运用到全身的肌肉，而且可利用水的浮力让身体不至于过度疲劳,即使是老年人或残障人士也能选择这类运动。只不过这两项运动都在水中实施, 所以不善水性或身体状况不佳时都应避免。

　　水中步行的效果尤其值得推荐,运动者的脸部浮在水面上,所以安全性比游泳还高,再加上水的阻力也能加强运动的效果。

　　在水中步行时, 处于水中的姿势很重要。为了感受到水的阻力, 身体必须稍稍前倾。而且走路时的脚步应尽量拉大, 腿要尽量抬高。着地时脚底必须完全踏到地面, 不要让水的阻力造成膝盖左右开合。建议每次运动时间是 15 ~ 30 分钟。

　　有氧运动通常属于较为安全的运动, 不过运动过度依然会伴随危险。进行运动时, 必须先与医师讨论过, 征得医师同意才行。

## 如何挑选步行鞋

有氧运动中的步行项目是改善高血压的理想运动。但是即使穿着步行专用鞋，若鞋子不合脚还是会有压力，或导致脚痛。选择步行鞋时，应注意以下各点，挑选一双合脚的鞋子。

●选择黄昏时间去鞋店选购　鞋子应在脚比较容易肿胀的时间选购。若挑选到的鞋子是一双适合一天当中较早时段脚型的鞋子，实际走路时，鞋子可能变得太紧。最好在黄昏脚容易肿胀的时段去鞋店试穿选购鞋子。

●脚尖留点空隙　走路时，以脚跟着地，然后再把重心转移到脚尖。这时候若脚尖空间太小，转换重心时，脚尖会感觉疼痛。所以选购鞋子时，应选择脚尖有足够空间弯曲、伸直的尺寸才适合。

●检查鞋底　鞋底若厚度足够，就能缓和着地时的冲击力量。而且鞋底与脚窝贴合，走路时也比较能够保持稳定。同时，所选购的鞋型也必须考虑到当身体重心从脚跟转移到脚尖时，转移动作能顺利进行的款式。

# 第 4 章

## 预防高血压③
## 其他生活习惯

# 戒烟

对健康而言，抽烟真是"有百害而无一利"。有些人认为抽烟可以达到放松的效果，因此依赖香烟。其实这只是因为抽烟能缓和戒断综合征的症状，与真正的放松完全是两回事。

抽烟容易引发的疾病首推肺癌。香烟的焦油含有 40 种以上的致癌物质，所以引发癌症的风险极高。

香烟不仅会提高患癌率，对血压也会产生不良影响。每抽一支烟，血压就会上升 10 ~ 20mm Hg，同时体内也会持续 15 分钟以上保持在高血压状态。一天吸超过 20 支烟的重度烟瘾者，身体的状况等于一整天都处在高血压的状态下。

吸烟会导致血压上升，是香烟的主要成分尼古丁与一氧化碳作用所造成的。尼古丁会刺激身体的交感神经与副肾皮质，分泌促使血压上升的物质。

此外，一氧化碳进入体内后会让血液中的氧气流失，导致身体处于轻微缺氧的状态。这样，心脏为了把氧气送到全身，就必须加速增加心跳。这也是导致血压上升的因素。

尼古丁与一氧化碳相互作用之下，血压于是急速上升。尼古丁与一氧化碳带来的坏处除了血压上升外，也让血管内容易发生血栓，促进坏胆固醇（LDL 胆固醇）氧化。

所以，香烟一点好处都没有。有抽烟习惯的人建议现在立即戒烟，这才是改善高血压的第一步。

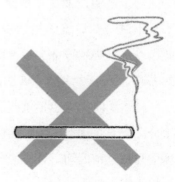

# 经常补充水分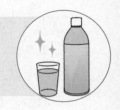

　　身体的水分不足，血液就会变得浓稠。流动性变差，黏稠的血液在血管里面就不易流动，自然导致血压上升。这种状况也容易让血管内壁受伤，形成血栓。为了避免血液变得黏稠，适度补充水分对维持血压稳定不可或缺。

　　最好在感觉口渴前就补充水分。处于轻微脱水状态下的身体并不会感觉口渴。到了真正感觉口渴时，身体其实已经处于脱水状况。而且随着年龄增长，人对口渴的感觉也变得越来越迟钝。所以，必须注意要不时地补充水分。

　　为了避免血液变得浓稠，一天最好能饮用1500ml左右的水。不过若一口气大量饮水，水分很快就会被排出体外，因此摄取水分必须分批少量饮用。每次的建议饮水量为一杯（约200ml），一天饮用7～8次即可。

　　喝水的时间点也很重要。身体水分流失的前后一定要补充水分。尤其是沐浴或睡眠前后会因为流汗而流失水分，所以在沐浴与睡觉前后切记补充水分。就寝前、起床后、沐浴前后，最好能喝一杯水。

　　饮水的水温不要太冷，常温即可，而且饮料中也不要含有糖分。酒精类饮料具有利尿作用，不能当作补充水分的饮料。

　　补充水分的最佳饮料还是白开水或茶。茶含有能抑制胆固醇氧化的儿茶素和缓和血压上升效果的茶氨酸。此外，麦茶也是一个很好的选择。麦茶的香味成分"吡"（pyrazine）进入体内后能防止血小板凝聚，对改善血液黏稠有一定的效果。

# 午睡

　　睡眠时血压会降低，这个道理也适用于白天午睡时间。这是因为睡觉时，下半身与站立时状况不同，不需要把血液费力地送到上半身，血管收缩状况自然获得舒缓，血压也随之下降。

　　此外，身体躺下时，流到肾脏的血流量增加也是降低血压的原因之一。肾脏的血流量减少，肾脏就会分泌升压物质"肾素"，导致血压上升。当身体躺下时，流入肾脏的血流增加，就抑制了肾素的分泌，让血压不容易上升。

　　而且人躺下时心情放松，自然也缓和了紧张的感觉，让血压下降。此时，若能回忆一些愉快的事情，就能让午睡更放松。

　　午睡至少15分钟以上比较理想，因为横躺下来约15分钟时血压才开始下降。降压的效果因人而异，有的人午休30分钟，血压能降低15～20mmHg。不过午睡时若陷入熟睡，可能反而影响到下午的工作，或者导致晚上睡不着觉，需特别注意。

　　除此之外，尽管睡午觉是件好事，但是若挤在狭窄的空间里，或是躺下的姿势不太舒服，就很难达到原本期望的效果。而且有压迫感或姿势太勉强，反而会给身心带来负担。午睡时，最基本的就是找个手脚可以伸直的空间，舒适地躺下来休息。

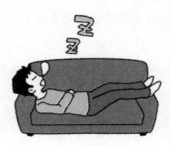

# 深呼吸降血压

为了放松日常生活的紧张，应常常做深呼吸。深呼吸除了能消除紧张，还能降低血压，其中的道理就在于自律神经的作用。

血压上升的因素之一，是因为自律神经的交感神经紧张所造成。交感神经的中枢在大脑内与掌管呼吸的呼吸中枢位置非常接近。由于两种神经的位置靠近，所以也会相互影响。因此，通过深呼吸放松呼吸中枢的紧张，也会影响到近旁的交感神经中枢，紧张舒缓了，血压也会跟着下降。

医师在遇到门诊病人太紧张时，都会要求病人深呼吸几下。深呼吸后的血压和深呼吸前比较，有时能降低 30 ~ 40mmHg。由此可见深呼吸对降血压的效果有多大。

有研究发现，深呼吸让肺部胀大时，身体会分泌一种称作"前列腺素"的降压物质。这种物质能预防血栓发生，扩张血管。

深呼吸不需特别的场地或时间，感觉有压力时，就在办公室里深呼吸一下，马上就能发挥很大的效果。

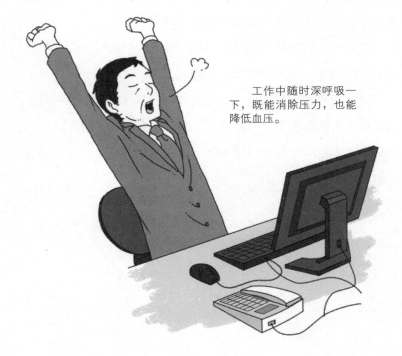

工作中随时深呼吸一下，既能消除压力，也能降低血压。

# 森林浴与日光浴

　　森林浴能放松心情，这是因为树木释放出的"芬多精"的关系。芬多精会刺激副交感神经，舒缓紧张情绪，稳定血压。

　　要获得这种纾压效果不必特地去到远方，只要有树木，即使是住家附近的公园也能获得足够的效果。

　　希望降低血压时，上下班的路线可以挑选树木较多的路径，或者利用休息时间前往附近的公园走走。

　　晒太阳对血压控制也有不错的效果。身体照射到紫外线，能刺激体内的维生素与钙作用，让血管扩张，降低血压。

　　天气不错时，到公园散步，享受悠闲的时光，也能达到运动的效果。

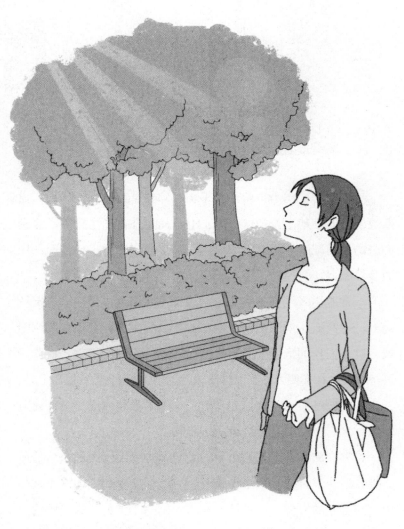

购物、外出时，或回家的路上，
选择绿意盎然的路线行走，对血压也有益处。

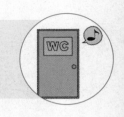

# 注意排便的顺畅

## 便秘、腹泻是血压的大敌

排便时若要用力得脸红脖子粗，即使是血压正常的人，血压也会暂时性地上升 40 ~ 50 mmHg。而且在血压上升后，流到心脏的血流减少，反而造成血压下降。换句话说，排便时的用力会导致血压急速地上升、下降，对血管造成很大的负担。

平常服用降压剂的高血压病患，可能因为排便使血压突然蹿升。对高血压病患来说，便秘等造成的用力，会提高脑卒中或心脏病发作的危险。而且在渡边医师的研究中发现，血压升高不仅发生在粪便太硬难以排出时，连腹泻时也会导致血压上升。

排便顺畅对稳定血压非常重要，为了排便顺畅，平常就应注意饮食，多摄取富含纤维质的食物。

另外，蹲式马桶采用蹲坐的姿势，也会因为腹部负荷的压力导致血压上升。在日本经常发生有人在冬季如厕中发生脑卒中、心脏病的案例，这种情形在欧美倒是不常见。这当中的差别就在于日式建筑的厕所在冬天往往比较寒冷，还有蹲式马桶在蹲姿时，腹部承受到压力而造成。

## 男性特有的排尿晕倒问题也须注意

男性还有一个特殊状况，就是"排尿时晕倒"。男性因为身体结构的关系，身体比女性更会憋尿，所以比较会忍耐尿意。憋尿的过程中血压也会逐渐上升，然后在排空尿液后血压一下子又下降。有时候因为血压的剧烈变动，就会导致排尿后头晕目眩、当场昏倒的情形。为了避免发生排尿晕倒的情形发生，男性应该避免憋尿，勤跑厕所。而且站着排尿与蹲式马桶的状况相同，会产生腹部承受压力的状况，所以男性也应该尽量采用坐式马桶。

排尿晕倒经常发生在夜半如厕时。因此就寝前补充水分只需饮用一杯水，也就是针对可能流失的水分量补充即可，注意不要喝太多水。此外，睡觉时若身体寒冷也会刺激尿意，建议使用较为温暖的寝具，以避免产生尿意。

# 冬天照顾血压的重点在颈部

天气寒冷时，要维持血压稳定，最重要的就是颈部的保温。

颈部对外界的气温，尤其对寒冷非常敏感。当颈部感觉寒冷，身体就会启动开关，关闭一个称作"AVA"（动静脉吻合）的特殊血管。

AVA 是指连接动脉与静脉的分歧管。AVA 会配合外界的气温开启闭合，调整流到身体末端的血流，调节体温。颈部就是负责启动开关的传感器。

AVA 对温度变化非常敏感，关闭时瞬间就能关闭，但相对地，打开时却需要耗费较长的时间。即使是从寒冷的室外进入温暖的房间里，AVA 要再度开启也需要 10 ~ 40 分钟的时间。身体因寒冷变得冰冷的手脚之所以迟迟无法恢复温暖，就是因为 AVA 一直处于关闭的状态，血液滞留的关系。

AVA 在关闭状态下，血液循环就会变差，血流无法流到末端，血压也跟着上升。

因此天寒时记得戴上围巾为脖子保暖，"欺骗"颈部的温度传感器，让脖子以为还处于温暖的环境，不要启动关闭

AVA 的开关。

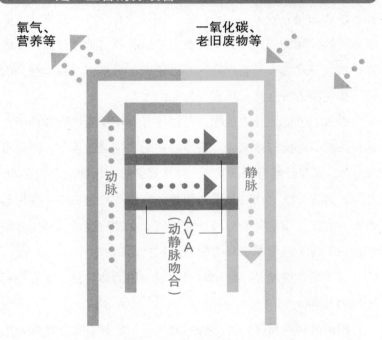

● AVA 是"血管的分歧管"

氧气、营养等

一氧化碳、老旧废物等

动脉

静脉

AVA（动静脉吻合）

AVA 是调节动脉、静脉间血液流动的分歧管。

# 活用芳香疗法

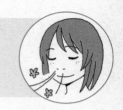

　　芳香疗法是利用植物萃取出的"精油"（芳香成分），达到舒缓放松身心效果的一种疗法。讲到芳香疗法，通常让人联想到美容领域的应用，其实欧美很早以前就将芳香疗法纳入医疗领域，视之为一种替代疗法。近年来，日本也有越来越多的医疗机构将芳香疗法运用在慢性病的治疗。

　　香气之所以能让人放松，是因为芳香物质通过嗅觉神经，刺激大脑分泌能舒缓紧张、稳定心神的"褪黑激素"，因而带来效果。只要舒缓身心的紧张，自然就能对血压产生正面影响。此外，芳香疗法利用的是采自植物的自然"疗愈力"，使用起来安心方便。讲到芳香疗法好像比较受女性欢迎，但其实非常建议在工作上经常承受压力的男性积极运用。

　　精油是浓缩制品，使用时必须以专用的油稀释，或者是每次只用几滴。

　　精油的种类繁多，各有各的效用，例如具有良好镇静效果的薰衣草，舒缓紧张的依兰香，缓和焦躁情绪的檀香，振奋心情的柑橘等。精油可以单一使用，不过混合以后还能产生不同的香气与效果。所以，到专门销售精油的店铺选购也是乐事一桩。

找到喜爱的精油后，就可应用在每天的生活中。入浴时可以滴几滴精油在热水里，或者是休息时点一支香精蜡烛悠闲度过，睡觉时摆在枕边也有助于安眠，生活中的各种场景都可派上用场。

精油需避开高温潮湿的地点保存，盖紧盖子保存在阴凉处。精油容易挥发，所以可能引火燃烧，在精油附近用火时也必须特别小心。

# 利用色彩的刺激稳定血压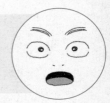

血压的稳定受心情等心理状态影响很大。

承受压力、心情郁闷或思绪混乱时，都容易出现血压上升的状况。

这类对血压不利的情绪，却可能因为见到特定的颜色而改变。

颜色具有在潜意识中左右人心理状态的作用。在商店里若看见红色，会让客人产生"得快点出手买才行""得吃快一点才行"的心情，所以店家会利用这种效果来提高营业的周转率。救护车、巡逻车的红色转灯，以及消防车把车身涂成红色，都是为了传递信息，让看到的人们知道有紧急事态发生。此外，车站为了降低意外发生率，会在月台设置蓝色的灯，因为蓝色具有镇静心情的效果。事实上也达到了期望的效果。

在色彩心理学中，有几种颜色都具有舒缓身心紧张的效果。其中最能有效稳定情绪的颜色是粉蜡色系的色彩。

例如蓝色就具备了镇静兴奋、让情绪稳定下来的效果，绿色能稳定心情、让人冷静，咖啡色能产生稳定感、安定感，米黄色能舒缓紧张，粉红色具有稳定情绪的效果。

相反地，红色等原色具有强烈的视觉刺激效果，所以看了让人难以放松。例如橘色可以促进食欲，所以经常被超市等食品卖场运用，而且橘色能让心情跃动，当然也会刺激血压上升。

善用这类色彩的心理作用，在灯光、窗帘、室内装饰等生活中善加运用，采用能让心情稳定的色彩，就能产生降低血压的效果。

# 挑战自律训练法

　　德国的精神科医师编订了一套"自律训练法"，这套训练方法是针对身心症与神经性疾病所开发的治疗方法，不过因为"自律训练法"对舒缓压力、放松身心的效果极佳，后来的医师也将其运用在高血压的治疗上，获得良好的效果。

　　使用自律训练法是为了稳定紊乱的神经，减少因压力造成血压上升的问题。自律训练法是利用暗示的方法营造催眠状态，放松肌肉的紧张，调节自律神经保持平衡。要练习自律训练法，首先必须创造一个适当的环境。

　　●创造环境　保持房间的光线阴暗、宁静。姿势可以仰卧，或者是坐在有靠背的椅子上，尽量放松。将领带、腰带等束缚身体的物品拿掉。

　　准备好环境以后，请依照以下顺序练习。

　　●安静练习　〔放轻松〕闭上眼睛在心中默念"放轻松"，然后静候自己的内心真正放松下来。这时的关键是不要勉强自己轻松，否则会需要更长的时间才能获得真正的放松。

●**重感练习**　〔双手双脚好沉重〕【3~5分钟 ×1~2次】

在心中默念"我的双手双脚好沉重"，然后把意识依照以下顺序慢慢集中到各个部位：右手→左手→双手，右脚→左脚→双脚，双手→双脚。一连串的整套动作做下来约需 3~5 分钟，重复做 1~2 套。集中意识时，最重要的就是必须保持自然。若勉强试图集中精神，则身体会变得僵硬，反而效果不佳，而且会造成对练习产生畏惧感、心情焦虑，最终导致无法持续。

●**温感练习**　〔双手双脚好温暖〕【3~5分钟 ×1~2次】

在心中默念"我的双手双脚好温暖"，然后与重感练习顺序相同，将意识慢慢地集中到身体各部位。脑海中想象自己的血管扩张，血流量增加，一套约 3~5 分钟时间，连续练习 1~2 套。这套练习做习惯了，会感觉手脚温热，实际体温也会上升。若感觉不适，默念的词改为"我的双手双脚有点温暖"，同时缩短默念的时间。

●**消去动作**　在血管扩张的状态下直接站起来，会出现眼前发黑、晕眩、全身无力的情形，十分危险。因此必须练习以下的消去动作，让自己从催眠状态下清醒过来。

①反复将双手手指张开、握拳，重复 4~5 次。

②伸直手臂，弯曲，重复 4~5 次。

③双手抬高挺胸深呼吸，重复 2~3 次。

④最后张开双眼。

要让自律训练法显现效果，必须坚持彻底的练习。随便做一做或者是对这个方法存疑，绝对起不到效果。一定要有一个强烈的动机鞭策自己持续练习，例如"我要靠这个方法降低血压，不要只是依赖药物"。

　　开始做自律训练法后，必须每天练习 3 次，至少持续做 3 个月。等到习惯以后，即使在普通的环境下也能专注练习。

## ● 自律训练法

※ 正确的练习方法请参照第 182～184 页实践。

### 温感练习

想象"我的双手双脚好温暖"，然后依照右手→左手→双手，右脚→左脚→双脚，双手→双脚的顺序想象。

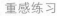
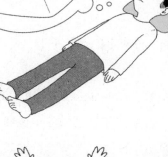

### 重感练习

想象"我的双手双脚好沉重"，然后依照右手→左手→双手，右脚→左脚→双脚，双手→双脚的顺序想象。

### 安静练习

在心中默念"放轻松"，然后静候自己的内心真正轻松下来。

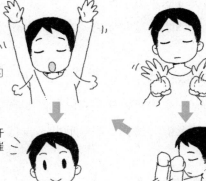

### 解除催眠状态的 "消去动作"

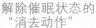

张开、紧握双手，伸展、弯曲手臂，深呼吸以后再张开双眼，让自己从催眠状态中清醒。

# 学习腹式呼吸

除了深呼吸外，建议读者也学习降血压效果更好的腹式呼吸法。

腹式呼吸法的练习方法如下。

①仰卧，全身放松。将两手摆在肚子上，感受气息的进出。首先吐光所有的气。

②在头脑里一边默数"1、2、3、4"，一边从鼻子慢慢吸气，同时让肚子胀起来。这时候想象自己的肚子像球一样地膨起。

③在头脑里继续默数"5、6、7、8"，然后从嘴巴慢慢地吐气，吐到肚子凹陷。这时候想象自己的肚子像瘪了的球，气都泄光了。

④重复②与③的动作。

要做得好有一个诀窍，就是在吐气时要产生一个吐气吐到肚子泄气凹陷的意识。这样，吸气时肚子自然也会跟着膨胀起来。

建议早晨刚起床以及晚上就寝前，在棉被里练习约5分钟。

## ●腹式呼吸

※ 正确的练习方法请参照第 186 页实践。

仰卧，全身放轻松。
将双手放在肚子上，把空气吐光。

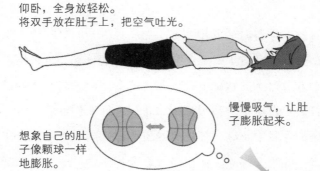

想象自己的肚子像颗球一样地膨胀。

慢慢吸气，让肚子膨胀起来。

慢慢地从嘴巴呼气，
让肚子凹陷下去。
重复"吸气、吐气"的动作。

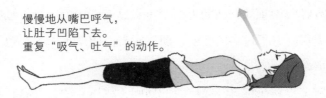

## 觉得自己太胖，就改为侧睡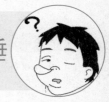

有的人睡着时会发出"咯～咯～咯～"的打呼声，然后突然停止一阵子，过了一会儿后又开始打起呼来。这种情形经常是在本人没察觉的状况下，由家人或身边的人告知才知道。

事实上，这是"睡眠呼吸中止综合征"的症状。

睡眠呼吸中止综合征病患的鼾声停止时，呼吸也处于停止的状态。呼吸一停止，体内氧气会变得不足，于是血压随着上升。

当呼吸停止时，无意识中睡眠也中断，无法获得真正的熟睡，对血压产生不良的影响。在睡眠不足的情况下，第二天的血压也会升高。有高血压问题的人对这个状况需特别注意。

有呼吸中止综合征的人通常也有过度肥胖的问题，喉咙与舌根周围附着了过多的脂肪，所以睡着时阻塞了上呼吸道，因而发出鼾声。

前文提到在打鼾呼吸停止的期间，血压会随着升高，不过这种血压升高的情形是发生在睡着的时候，所以和清醒时不同，无法以人为的方式控制血压。

所以对于这类的打鼾不可等闲视之，也要了解对血压造成的负面影响，接受治疗。

要治疗睡眠中止综合征，首先须解决造成打鼾的肥胖问题，设法停止打鼾习惯。

治疗打鼾问题的方法之一是改变睡觉姿势。仰卧的睡姿会让舌头陷入喉咙深处，导致上呼吸道变窄。这时候只需改变睡姿，改为侧躺，就能防止上呼吸道被堵住。同时要有意识地注意用鼻子呼吸，停止会导致喉咙肌肉松弛的睡前饮酒习惯等。

若打鼾太严重，就必须寻求专科医师诊治。目前已经开发出专用的面罩治疗睡眠呼吸中止综合征，效果相当不错。

# 充足的睡眠

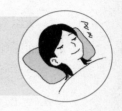

优质睡眠有利于制造强壮的血管，预防、改善高血压。

睡眠中，由于副交感神经的作用，心脏的跳动会变慢，血管扩张，血压就会降低。此外，睡眠中释放出的激素也会修复受损的血管。

反之，睡眠不足会对血压造成不好的影响。失眠时，光是睡不着这件事本身就令人焦虑，倍感压力，刺激交感神经导致血压上升。此外，血管无法获得修复，也会让动脉硬化更加恶化。越是必须小心照顾血压的人，就越需注意保持充足的睡眠。睡眠时间至少需达 6 小时。

另外，也请参考下列各项，帮助自己获得优质而充分的睡眠。

●**起床时拉开窗帘**　早晨沐浴在阳光下，天黑了以后身体就会分泌褪黑激素。褪黑激素与体内的生理时钟有关，有引导身体休息睡觉的作用。早晨的阳光会设定身体分泌褪黑激素的闹钟，等到日落后，褪黑激素就开始分泌。迎接早晨的阳光对调整生理周期、促进褪黑激素分泌，扮演极重要的角色。

●**注重晚餐的食材**　最具安眠效果的代表食物就是莴苣。莴苣含有丰富的催眠物质"山莴苣苦素（lactucopicrin）"。此外，其中含有的钙具有镇静焦虑、不安情绪的效果，所以有失眠困扰的人在晚餐时，可以多吃莴苣、羊栖菜等。只不过晚餐若吃太多也会造成胃的负担，反而睡不好，需格外小心。

●**咖啡、香烟是安眠的大敌**　咖啡、可乐、茶中的咖啡因会刺激中枢神经，香烟会造成血管收缩。建议睡前的饮品应选择热牛奶或具有镇静作用的洋甘菊茶。

●**电脑、电视、手机等在睡前1~2小时应关机**　直到睡前一刻都还在看电脑、电视、手机，会导致身体持续处于轻微的兴奋状态，很难睡好。在就寝前的1~2小时，就应该关机休息。

●**睡前放松心情**　就寝前的休息活动是创造优质睡眠的关键。泡个温水澡，聆听能放松心情的音乐，都有助于提高睡眠质量。

●**卧室要隔离光线、声音**　睡眠应该要"熟睡"，所以质量很重要。睡眠中的声音、光线的刺激会妨碍睡眠，导致血压上升。卧室的环境也要注意。

# 巧妙地正确运用特定保健食品

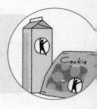

　　以日本为例，日本厚生劳动省认可的对降低高血压有用成分有以下几种。

　　●胜肽　胜肽是氨基酸的集合体。胜肽具有抑制导致血压上升的"血管收缩素Ⅰ转化酶"作用的效果。

　　● γ－氨基丁酸（GABA）　近来形成风潮的"GABA"是一种神经传导物质，具有抑制血管收缩的效果。

　　●醋酸　一般所使用的醋，主要成分就是醋酸。醋酸中含有能扩张血管的物质"嘌呤核苷"，可以改善血液循环。

　　●京尼平苷酸　杜仲叶所含的"京尼平苷酸（geniposidic acid）具有扩张血管的作用。

　　●燕龙茶类黄酮　这是一种植物"罗布麻"叶子里所含的物质，具有放松血管肌肉的作用，能扩张血管。

　　适合高血压病患使用的特定保健食品中，这类成分除了以茶饮、乳酸饮料的形态销售外，也被制成味噌汤、高汤、果冻或饼干等零食的形态销售。

不过在使用这类特定保健食品时必须注意几点。

首先，特定保健用食品只是来辅助预防、改善高血压。以为"我只要吃这些保健食品血压就会下降"，是非常危险的想法，必须从改善饮食生活以及调整生活习惯着手，唯有做好原来应努力的部分后，再加上特定保健食品，才是正确的使用方法。而且，正在接受高血压治疗、服用降血压药物的人，在摄取特定保健食品时也必须先征得医师同意，不可擅自服用。

多吃一点、多喝一点特定保健食品，并不会因而提高效果，所以切记必须依照规定的用量服用。

# 如何泡澡

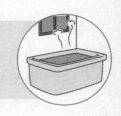

## 足以与厕所匹敌、最常发生脑卒中与心脏病的地点

大家都知道，高血压病患因为脑卒中或心脏病发作倒下的地点，最常见的就是浴室与厕所。这两个地点有一项共通点，就是两处都比较寒冷，与温暖的室内温差很大，而且在这两个地方所做的行为，也容易造成血压上升。

对有血压问题的人而言，浴室与厕所可说是两个最应该小心的地方。

## 浴室应注意的重点：冷暖差、热水温度、热水的量

高血压的人在入浴时，必须注意三件事："室内与脱衣处所的温度差""热水的温度""热水的量"。我们依序来看看。

在寒冷的地方脱衣服时，血管会收缩，血压跟着上升。然后当踏进装满温暖热水的浴缸时，因为热水对皮肤的刺激，血压会继续往上升，但在经过一段时间后，因为身体习惯了温暖

的热水，所以血管转为扩张，血压由升转降。像这样在一段短短的时间内血压出现大幅变动的情形，正是洗澡时最"危险"的地方。尤其在冬天，从温暖的室内进入相对寒冷的脱衣间，然后又进入温暖的热水中，每个阶段的温度差异越来越大，相对的，血压的变化幅度也十分剧烈。洗澡时必须注意的就是如何缩小这几个地方的温度差距。

首先，洗澡时必须先让脱衣间的空气温暖一些，缩小与其他空间的温度差距。在脱衣间里可以准备一台暖气或小暖炉，保持室温在 20 ~ 25℃之间。浴室里则可以先让浴缸放满适温的热水，让室内充满热气，或者用莲蓬头将热水冲在浴室墙上，制造热气。

另外，温度过高的热水会让血压跟着升高。42℃以上的热水不利于高血压病患，因为温度这么高的热水，有时候会让泡进热水中的人收缩压上升 50 mmHg。热水的温度冬天以 40℃、夏天以 38℃最佳。这样的温度就不会对血管造成负担了。

除此之外，热水的水量也需注意。热水的量若高到肩膀，水压会对心脏造成负担。高血压的人基本上以半身浴为佳，水量最好调整在"心窝"（注：约在肚脐上方 10cm 处）为佳。泡热水澡时，也需先从脚部开始往上淋一些热水，然后从脚先慢慢地踏入热水中。

除了必须注意"室内与脱衣间的温度差""热水的温度""热

水的量"外，洗澡泡热水时还需注意以下各点。

●经常补充水分　泡澡过程中，流汗会导致身体流失相当多的水分，血液因此会变得黏稠，流动性变差，血压因而上升。入浴前后应补充水分，预防血液变得黏稠。

●刚喝过酒严禁入浴　刚饮酒后，在血压降低的状态下若去洗澡，会导致血压变动突然增大。喝酒后至少需间隔2小时后再入浴。如果服用降压剂时，也同样会因为泡澡造成血压大幅变动，因此需和医师讨论一下服药的时间与可以泡澡的时间。

●放慢动作　像从浴缸中突然站起来这类在洗澡时的突然动作，也容易造成血压发生剧烈变动。要从浴缸站起来或者在浴缸外冲洗时，应尽可能放慢动作。

●禁止泡澡泡太久　即使水温不高，但是泡澡泡太久也不利于血压的稳定。泡澡时，原则上先泡个5分钟，然后走出浴缸外休息一下再浸泡，可以如此重复2~3次。

●高温的桑拿与冷水浴非常危险　有很多地方的桑拿把温度设定得偏高，甚至达90℃。高血压病患建议采用远红外线的桑拿或低温桑拿。此外，冷水浴会让血管急速缩小，十分危险。蒸桑拿时请先询问医师。

●用心挑选入浴剂　高血压的人适合选用含有碳酸或硫

酸盐成分的入浴剂。这类成分能使血管扩张，促进血液循环。选购市售的入浴剂时可以注意一下成分。除此之外，添加香气的入浴剂也可达到放松心情的效果。

# 摇手晃脚

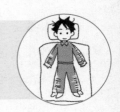

一早醒来，若马上离床起身，对血压十分不利。

人在卧姿时，因为重力的影响减轻，所以能以较低的血压将血液输送到大脑。不过当身体站立起来时，为了将血液送到位置较高的大脑，心脏必须加大力量升高血压。通常人站起来时，手脚的血管会收缩，以反射性的动作调节血压。不过这样的机制未必永远都顺畅。当血液无法被顺利送到站起身的大脑时，就会出现眼前发黑头晕的现象，这就是起立时的晕眩（脑贫血）。

身体健康的人在发生脑贫血时不会危及生命，但是高血压的人状况就不同了。脑部出现动脉硬化时，在大脑血管中血流极少的状况下突然站起身来，有时就会引发脑卒中发作。高血压的人通常也有动脉硬化的问题，所以必须注意这类血流或血压突然变动的情形。

从这个角度来看，对血压偏高的人而言，就算只是在血压不稳定的起床时间突然站起来，也会有很大的危险。早晨起床时，应先保持卧姿，活动一下手脚以后，再慢慢坐起上半身，等头脑清醒再慢慢站起身。

活动手脚的动作能够调节血流，这种稳定血压的方法除了起床时，白天也可以做一做。尤其是长时间坐办公桌，姿势老是一成不变的人，血液经常滞留在下半身，全身的血液循环变差。这时候只要甩一甩手脚放松，就能改善血液循环。白天甩手甩脚的力道可以比起床时的手脚活动速度快一点，想象自己要将手脚上的水滴甩干的感觉就对了。

如果可以的话，可以仰卧将双手双脚朝天伸出，然后摇晃甩动。横躺时血压降得比较低，所以能有效地改善血液循环。

要改善血液循环，可以在一早起床伸展手脚，白天做甩手甩脚的动作。

# 利用做家事一石 "三" 鸟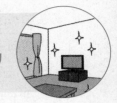

　　人沉迷于兴趣或嗜好时，就不会感觉有任何压力。只要经常利用兴趣或嗜好转换心情，自然不会累积压力。不过对一个没有什么兴趣、也找不到嗜好的人，或者是"我今天就是心情烦闷，凡事都提不起劲"的人来说，该怎么办才好呢?

　　遇到这种状况时，建议您可以大扫除。

　　大扫除不会让人兴致高昂，刚开始打扫或许情绪依然焦躁不安，心情任由压力摆布。不过，一旦开始全心全意投入打扫时，不知不觉间就会将压力彻底遗忘了。压力在遗忘的时间一点一滴累积以后，高血压症状自然会逐渐减轻。

　　开始打扫时，首先应观察一下整个房间的状况。即使平常勤于打扫的人，这时候或许会发现一些料想不到、藏污纳垢的地方。不妨就从那种地方开始你的大扫除吧。

　　打扫之类的家事也算是一种运动。拿着抹布上下擦拭、拧干抹布的动作，反而会导致血压上升，必须特别注意。洗浴缸时，可以左右手互换刷洗，让运动效果更好。洗衣服、晾衣服、折衣服时，若希望起到运动瘦身的效果，可以加一些扭腰的动作进去。

　　此外，打扫途中若必须外出采买东西时，到附近超市走一趟也可达到运动的效果。这时候不妨抬头挺胸，比平常加快脚步行走。买了东西后，可以左右手交换提，同时抬头挺胸大步走，不要变得驼背。

　　大扫除一完成，心里的压力减轻，还会产生运动过后舒适的疲劳感，更重要的是房间变得干干净净，心情也随之焕然一新。大扫除，或许是一个"一石三鸟"、消除压力非常棒的法子呢。

# 音乐的效用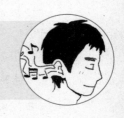

　　每个人对乐曲的嗜好多少不同,但是很少会有人讨厌音乐。听到喜欢的音乐,人的心情也会受到正面影响。享受自己喜欢的音乐可以放松心情,同时也能达到降血压的效果。

　　当自律神经的交感神经变得活络,血压就会上升。相反地,当身体由副交感神经控制时,血压就会降低。刺激自律神经的方法有许多,声音就是其中一种。

　　人类的大脑在听到海洋的波涛声、河川潺潺的流水声、鸟的鸣叫声等大自然的声音时会感觉放松。在音乐当中,古典音乐也具有等同大自然声音、让人放松的效果。研究也证明,听到这些具有舒缓作用的声音时,人的心跳数、呼吸数、血压都会随着稳定下来,同时也会缓和不安或焦躁的情绪,有助于安定身心。在音乐当中,最知名的就是莫扎特的音乐,他的音乐能让大脑产生唯有在最放松时才会释放出的 α 脑波( α 波)。

　　此外,除了大自然的声音与古典音乐外,令人联想到快乐回忆的曲子也能让人放松。或许再度聆听学生时代经常听的歌曲会是一个很好的选择。

现在已经有许多可以随时听音乐的产品，无论在何时何地都能聆听喜爱的音乐。

挤满人的上下班地铁中、工作遇到瓶颈而暂时到厕所去喘口气时，诸如此类承受压力的时刻，只要口袋里有能够听音乐的随身装置，就能找到宣泄的出口。除了聆听音乐外，自己随口哼歌也有同样的效果。

不过有一点要注意，千万不要因为听到自己喜爱的音乐就过度兴奋，否则也会导致血压上升。

# 穴道按摩降血压

在改善高血压的方法中，通过刺激身体各部位的穴道，也能得到一定的效果。

本文中将介绍"涌泉穴"（脚底）、"耳尖穴"（耳朵上方）、"曲池穴"（手肘）三个穴道。这三个穴道都是随时就能以手轻轻刺激，不需使用工具的穴道。

●涌泉穴　涌泉穴是脚底降血压效果最好的穴道，位于脚窝附近。刺激脚底的穴道，能促进四肢末端的血液循环，产生稳定血压的效果。刺激穴道前，握拳轻敲脚窝到脚跟100次左右效果更佳。敲打时不需用力，以不痛的程度敲打即可。

●耳尖穴　耳朵上集合了与全身各部位相关的穴道，耳尖穴是位于耳朵上方附近的穴道，同样也有降血压的效果。刺激时以大拇指与食指捏住，不需按压、以搓揉方式给予刺激。刺激耳后耳根部分也同样有效，刺激时以食指沿着耳根往下按。每天早晚各1次。

●曲池穴　曲池穴位于手肘弯起内侧、与拇指同方向的位置上，按压这个穴道能消除压力，促进血液循环，对消除焦虑不安、头痛、晕眩、肩膀僵硬、长时间使用电脑造成的疲劳等症状都有效。每天早晚各 1 次。

●按压时间　以"按 3 秒停 1 秒""按 5 秒停 2 秒"等模式反复按压，每次按压以 2～5 分钟为宜。刺激穴道时以左右两边穴道当作一组，每次刺激最多三组，整体一次的按压时间以 30 分钟为限。

●按压方法　穴道在人体上基本是左右对称的，不过此处的按摩可以左右两边同时进行，亦可只按摩单边。即使只按摩单边穴道也可获得足够的效果。若要同时按压，无论先左侧或先右侧都无妨。

●程度　做到身体感觉发热的程度，或觉得疲劳就应停止，禁止过度按摩。

●时间　效果最好的是就寝前身心放松的时刻。若能早上再按一次，养成早晚按摩两次的习惯，效果将会更好。饮酒后、发烧时、疲劳时、用餐前后、洗澡前后一小时都应避免。

●禁止事项　按压时，应避开伤口、化脓、挫伤、湿疹等皮肤异常的部位。此外，若刺激穴道途中感到血气上升、疲劳、冒冷汗等，应立即停止，放轻松躺下休息片刻，必要时须就诊请教医师。

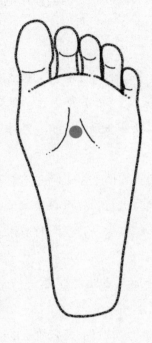

● 涌泉穴
按压时，由下往上按。
早晚各 1 次。

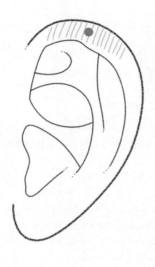

● 耳尖穴

其为降血压的穴道，对一般高血压都有效。以大拇指与食指揉搓穴道，手指前后移动给予刺激。每天早晚各1次，左右各1次。

以食指按压耳根附近也有效。

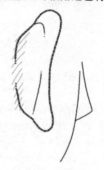

● 曲池穴

利用大拇指指腹垂直按压穴道，以"按5秒停1秒"的模式反复按压5分钟。每天早晚各1次。

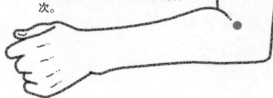

**图书在版编目（CIP）数据**

控制血压的有效技巧 / (日) 渡边尚彦著；黄怡筠
译. — 武汉：湖北科学技术出版社，2017.6
 ISBN 978-7-5352-9194-3

Ⅰ.①控… Ⅱ.①渡… ②黄… Ⅲ.①高血压－防治
Ⅳ.①R544.1

中国版本图书馆CIP数据核字(2016)第259746号

著作权合同登记号　图字：17-2016-355

DARE DEMO SUGU DEKIRU! KETSUATSU WO GUNGUN SAGERU 200% NO
KIHON WAZA by Yoshihiko Watanabe
Copyright©YOSHIHIKO WATANABE 2010
All rights reserved.
Original Japanese edition published by Nitto Shoin Honsha Co., Ltd.
This Simplified Chinese language edition is published by arrangement with
Nitto Shoin Honsha Co., Ltd., Tokyo in care of Tuttle-Mori Agency, Inc., Tokyo
through Eric Yang Agency Beijing Representative Office, Beijing.
中文翻译提供：台湾台视文化事业股份有限公司

责任编辑：许　可　　　　　　　　　　　　封面设计：烟　雨

出版发行：湖北科学技术出版社　　　　　电　　话：027-87679468
地　　址：武汉市雄楚大街268号　　　　　邮　　编：430070
　　　　　（湖北出版文化城B座13-14层）
网　　址：http://www.hbstp.com.cn
印　　刷：北京佳信达欣艺术印刷有限公司　邮　　编：101111

880×1230　1/32　　　　　6.5 印张　　　　　200 千字
2017 年6月第1版　　　　　　　　　　　2017 年6月第1次印刷
　　　　　　　　　　　　　　　　　　　定　　价：32.00 元

本书如有印装问题可找本社市场部更换